ALEXEJ VON JAWLENSKY

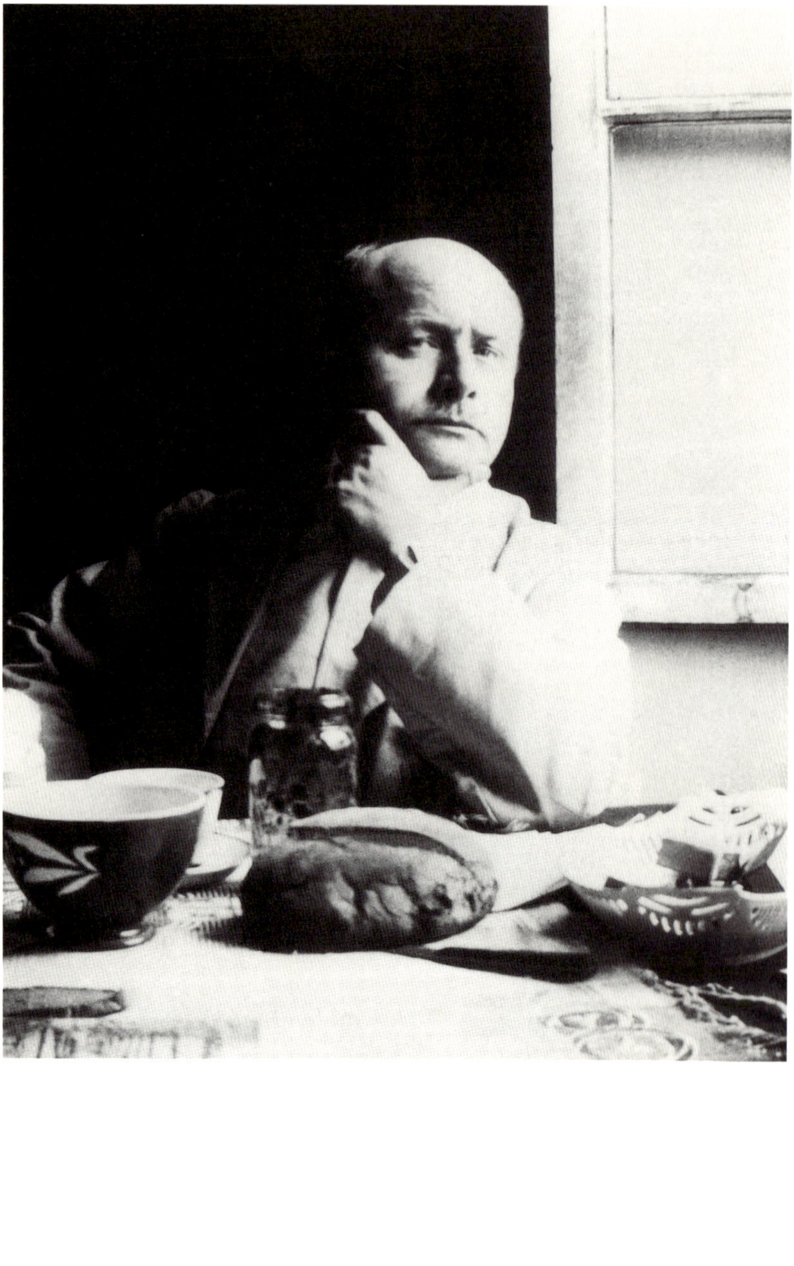

Alexej von Jawlensky in Ascona 1918

TAYFUN BELGIN

ALEXEJ VON JAWLENSKY

EINE KÜNSTLERBIOGRAPHIE

UMSCHAU : BRAUS

„Kunst ist Sehnsucht zu Gott“

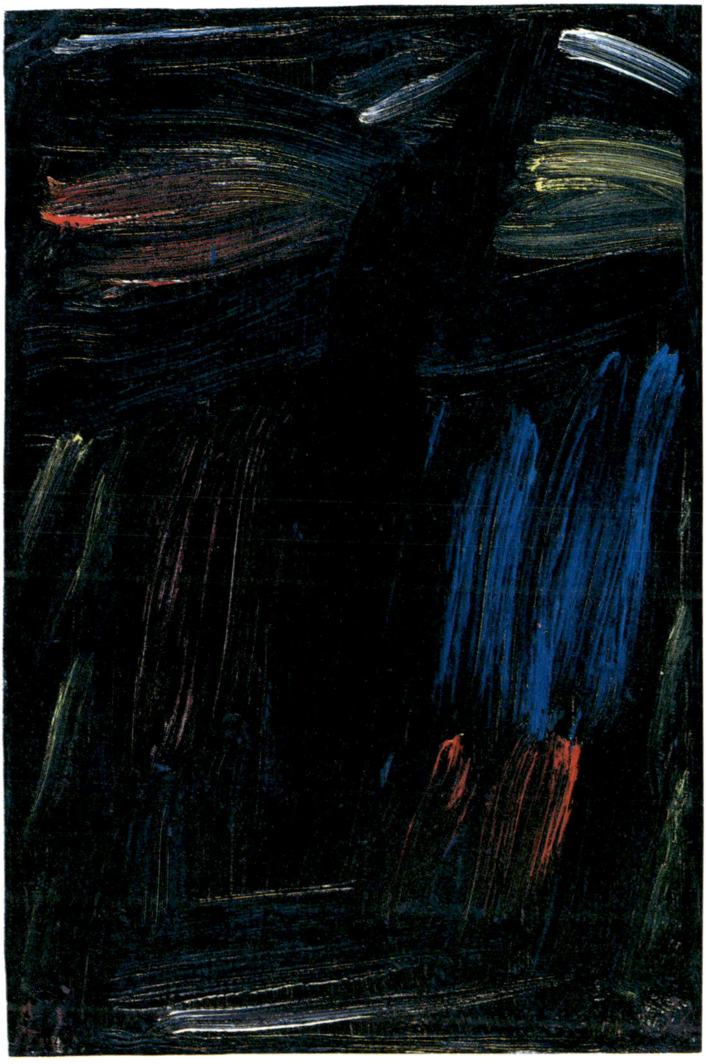

Meditation 1936

„Man sieht an den Schöpfungen dieses bedeutenden Künstlers, wie durch das trunkene Auge alle tiefen Schönheiten der Natur in seine Seele eingezogen sind, und wie aus dieser übervollen Seele eine neue Schönheit geboren ist..."[1]

Worte eines offensichtlich Begeisterten, veröffentlicht 1911 in den Mitteilungen des Barmer Kunstvereins anläßlich der ersten Einzelausstellung Alexej von Jawlenskys im gleichen Jahr. Veranstaltet wurde diese für den Künstler wichtige Schau vom damals renommierten deutschen Kunstverein in den Räumen der ehrwürdigen Ruhmeshalle, einem zu jener Zeit wichtigen Ausstellungsort modernster Kunst in Deutschland.

Zu lesen waren jene Worte auch in der Barmer Zeitung, die am 9. 9. 1911 einen großen Bericht über Jawlenskys Ausstellung brachte. Der Rezensent, Chefredakteur Hellmuth Mielke, ein der Kunst zugetaner Zeitgenosse, der allerdings seine Schwierigkeiten mit der Moderne nicht verleugnen mochte, veröffentlichte in seiner Kritik zunächst jene Worte aus den Mitteilungen des Kunstvereins, die der Kunst Jawlenskys huldigten. So war zu lesen, daß die Kunst des Russen intensiv und glühend in der Farbe sei, in seinen Landschaften, Stilleben und Bildnissen er den Schein der Dinge auf ihren letzten Grund und somit auf ihren wahren Gehalt an Farbigkeit zurückzuführen suche, und daß diese Kunst weder mit dem Realismus noch Naturalismus vergangener Tage etwas gemeinsam habe. Eine Kunst, die ganz neue seelische Werte habe.

Diese Begeisterung konnte der Rezensent Mielke nicht in Gänze teilen. Er gestand Jawlensky zwar zu, daß er kein Schmierer und Pfuscher sei, sondern tatsächlich malen könne – dies zeigten schließlich seine in der alten Manier gemalten, realistischen Gemälde, die auch ausgestellt seien. Und sicherlich könne er auch noch altmeisterlich malen, wenn er das wolle. „Aber er will nicht, er will die alten Kunstgleise verlassen und auf neuen Pfaden vordringen. Die Farbe ist sein Element, nicht mehr die gebrochenen, sondern die starken, einfachen Töne, breit und kräftig, ohne Rücksicht auf die Übereinstimmung mit der Natur aufgetragen, und zu flächenhafter Gesamtwirkung vereinigt. Rot, Weiß, Grün, Blau, so intensiv wie möglich unvermittelt nebeneinandergesetzt und durch den Kohlestrich der Kontur zusammengehalten, dabei die Form völlig als Nebensache behandelt, alle Details verwischt, nur große und grobe Umrisse bietend, die den Eindruck der Verzerrung nicht vermeiden – das ist in unseren Augen die Jawlenskysche Kunst."[2]

Bis hierher stimmen auch wir, die wir mit Jawlenskys Kunst heute vertraut sind, mit den Beobachtungen des Kritikers überein. Seine Folgerung allerdings mutet uns zunächst fremd an, vor allem wenn er davon spricht, daß diese Kunst sehr viel mehr vermissen ließe, als sie zu zeigen imstande sei: „Vermissen läßt sie, um es in einem Wort zu sagen, all jene Errungenschaften, an denen die Entwicklung unserer Malerei Jahrhunderte hindurch gearbeitet und woran sich unser Geschmack von Jugend auf gebildet hat. Daher der befremdende, man kann nur sagen, abstoßende Eindruck dieser Kunst. Die Errungenschaften des Naturstudiums, die Beherrschung des Raumes und seiner Wirkungen, die plastische Gegenständlichkeit des Objekts, die Feinheiten des Lichtes und seiner farbigen Schattierungen fallen hier fort. Und das ist denn doch zu viel, um uns mit glänzenden Farbenkontrasten und linearen und Flächenwirkungen zu entschädigen, die schließlich auch noch das Kaleidoskop leistet. Wir stehen vor einer primitiven Kunst, die gleichsam von vorn anfängt, dabei eine Seite ihrer Art sofort übermäßig grell entwickelt."

Hier steht, wie so oft und wie vielleicht auch gar nicht anders möglich, das eine Wort gegen das andere, der Geschmack des Ausstellungsveranstalters gegen das des Kritikers. Zeitgenössische Kunst ist selten von vornherein begrüßt worden, eher kennen wir aus der Geschichte der Kunst und aus eigener Erfahrung das Phänomen Ablehnung, wenn es um neue oder auch nur vermeintlich neue Dinge geht. Es ist dem Rezensenten der Barmer Zeitung, bei allem Unverständnis seiner letztlich abwehrenden Haltung, doch zugute zu halten, daß er sich mit der Kunst Alexej von Jawlenskys intensiv auseinandersetzte und Erkenntnisse formulierte, die ein Gespräch ermöglichten.

Daß um 1911 in Deutschland mit Künstlern wie Alexej von Jawlensky, Wassily Kandinsky, Ernst Ludwig Kirchner oder

Emil Nolde eine sich stark von den etablierten Pfaden entfernende Malerei angetreten war, dies hatten begeisterte Kunstinteressierte schon durch Ausstellungen mit Werken von Vincent van Gogh, Paul Gauguin oder Henri Matisse in den ersten zehn Jahren dieses Jahrhunderts im wilhelminischen Deutschland anschaulich nachvollziehen können. Im Sinne der damaligen Salonmalerei, also jener Kunst, die mehrheitlich bevorzugt, vom Kaiser gefördert und gekauft wurde, war diese neue, expressive und später ins Abstrakte übergehende Kunst primitiv. Sie zeigte keine Jagdszenen, keine Historienbilder, keine Überhöhung erlauchter Persönlichkeiten, also keine „schöne und edle" Malerei, die der angebrochenen modernen Zeit gegenüber eigentümlich fremd bleiben sollte. Das Primitive war das nicht elegante, das nicht bis ins Detail modellierte, das nicht bis zum Überdruß verfeinerte, raffinierte und kultivierte malerische Können; es war der mächtige Einsatz der Farbe, der bisweilen brutale Umgang mit der Form, schließlich die totale Vernachlässigung der in den Akademien exerzierten Regeln. Mit der modernen Zeit wurden so die alten Zöpfe abgeschnitten und die ewig-gestrigen Lehrer an den Akademien und privaten Kunstschulen verschwanden allmählich. Diesen Übergang vom alten zum neuen hatte Jawlensky schon in St. Petersburg an der Kunstakademie beobachten können. Die in der Malerei detailbesessenen Alten wichen den revolutionären Realisten, den sog. Wanderermalern, die in ihrer Kunst eine sozialutopische Richtung verfolgten.

In Barmen (seit 1930 ein Stadtteil Wuppertals) begeisterten sich die Mitglieder des Kunstvereins für die Kunst Jawlenskys, und so kam es auch, daß das Meisterwerk „Mädchen mit Pfingstrosen" (Seite 57) aus dem Jahr 1909 als Schenkung der Künstler Adolf Erbslöh und Wladimir von Bechtejeff sehr gern entgegengenommen wurde. Das Gemälde zeigt das Modell Resi, ein Mädchen aus Jawlenskys Nachbarschaft. Mächtige Rot-, Blau- und Grüntöne beherrschen das Bild. Resis rotes Kleid entspricht einer wahren Farbsymphonie, die nur von wenigen Malern dieser Zeit so geschaffen werden konnte. Um ein gänzliches Ausbrechen der Farbe gerade noch zu verhindern, kleidete Jawlensky die nuancenreichen Farbflächen in schwarze Konturen, die ihrerseits allerdings zu vibrieren scheinen.

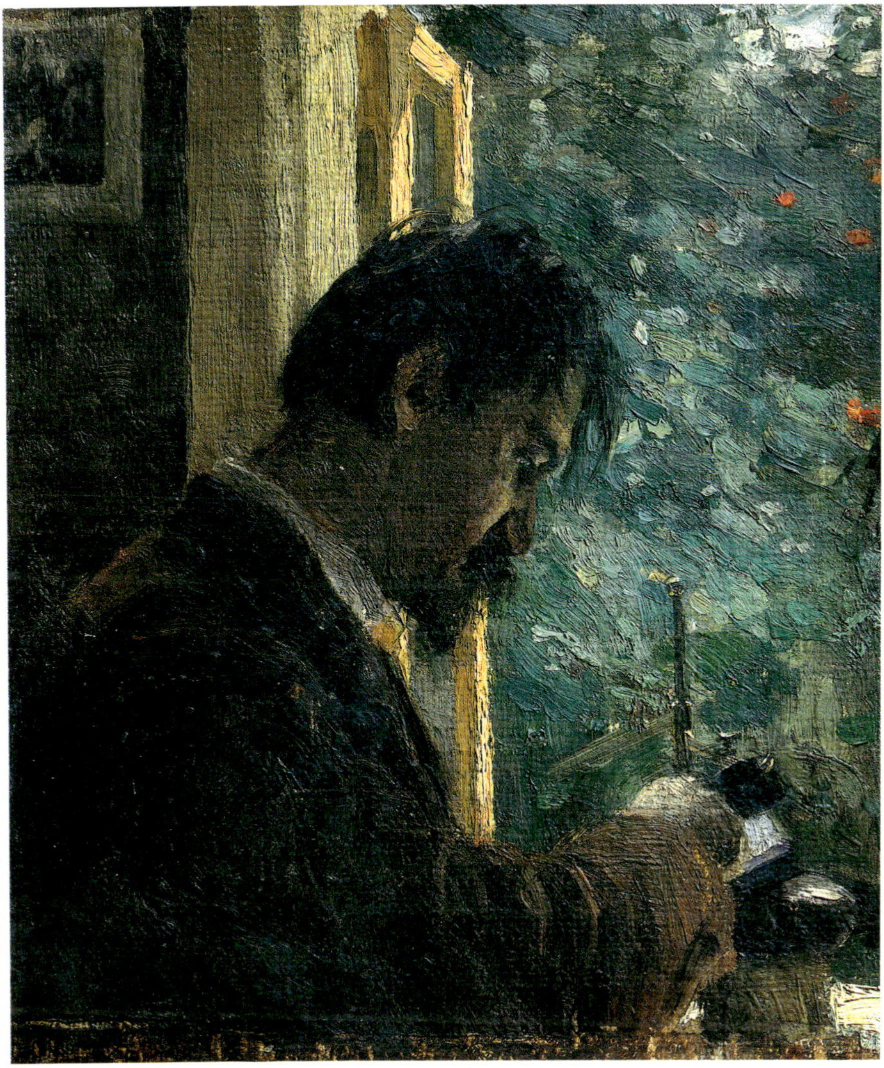

W.W. Mathé bei der Arbeit 1892

Seit 1910 zierte dieses Werk die Galerieräume des Kunstvereins und in späteren Jahren kauften die Mitglieder einige Werke Jawlenskys hinzu. Wie viele Werke aus der Zeit des Expressionismus wurde auch dieses mit sechs anderen Gemälden im Rahmen der Aktion „Entartete Kunst" beschlagnahmt. Durch glückliche Umstände ist es heute wieder in Wuppertal, im Besitz des von der Heydt-Museums.

Maßgeblich am Zustandekommen der Ausstellung Jawlenskys in Barmen beteiligt war der Leiter des Kunstvereins Richart Reiche, ein glühender Verehrer des deutschen Expressionismus. Und es war wiederum Richart Reiche, der anläßlich der bedeutenden Tourneeausstellung Jawlenskys 1921, die in Berlin, München, Frankfurt, Wiesbaden, Düsseldorf, Mannheim und auch in Barmen zu sehen war, sich erneut zu dieser Kunst äußerte. Einen Schaffenszeitraum Jawlenskys von über zwanzig Jahren überblickend, schrieb er in der Oktoberausgabe der Zeitschrift „Feuer" in seiner unnachahmlichen Sprache folgende, nahezu hymnischen Worte: „Landschaften von blühender Schönheit, immer gesetzmäßiger aufgebaut zur großen Linie, Stilleben von leuchtender Farbigkeit, ausgebreitet wie festliche Teppiche, führen zu den großen Köpfen der Vorkriegszeit, die drohend, in glühenderen Klängen singend, springend vor sinnlichster Intensität der Farbe, russisch breit ausladen, mit weit aufgerissenen Augen wie byzantinische Mosaiken, nur leidenschaftlicher, nervöser, aggressiver eindringen. Alle Form gigantisch aufgeführt, dem Ansturm dieser koloristischen Triebe standzuhalten, die sich aus verborgenen Quellen der Schöpferkraft in die Welt der Erscheinungen ergießen und sie zu neuen unerhörten farbigen Harmonien zwingen. Gestaltungen asiatischer Vitalität, monumentalen Formwillens, verschwenderischer farbiger Ausdruckskräfte, Emanationen dämonischer Gewalten des Unterbewußtseins, fremde atembeklemmende, schreckhafte Visionen. Ihre Größe gebieterisch, verführerisch der luciferische Glanz ihrer Gesichte. Hochspannung wie in gewitterschwangeren Wolken, Abbild der Zeit, in der sie geschaffen sind – gleich Kandinskys platzenden Kompositionen, Delaunays schwankenden Städten, Picassos zerbrochenen Formen, Marcs untergehenden Tierwelten."[3]

Diese Gesamtschau 1921 vereinigte neben den sog. Vorkriegsarbeiten, jenen Werken, die vor 1914 geschaffen wurden, auch solche, die im Schweizer Exil enstanden waren. Die in St. Prex am Genfer See geschaffenen VARIATIONEN, der ersten Groß-Serie Jawlenskys, würdigte Reiche in seinem Ausstellungsbericht mit ähnlicher Verve: "Träumereien über ein landschaftliches Thema, dessen Motive sich zu symbolischen Formen ihrer Farbe wandeln und im Wechsel der Gezeiten, in der Tageshelle und Dämmerung, in Mondenlicht und Sphärenklang ein stillstes Sein entschleiern".

Parallel zu der Serie VARIATIONEN, die bis 1921 weitergeführt wurde, entstanden ab 1917 die sog. MYSTISCHEN KÖPFE sowie die HEILANDSGESICHTE und ein Jahr später die ABSTRAKTEN KÖPFE. Keiner aggressiven Expression der angsteinflößenden Vorkriegsbildnisse der Jahre 1912 bis 1913 begegnen wir hier, vielmehr wird eine aufgelöst-abstrakte und zugleich geistige Dimension anschaulich. So auch die Deutung Reiches: „Der Kopf, das Antlitz, wie am Anfang dem Künstler höchstes Ziel der Deutung alles Rätselvollen im Mikrokosmos, nun nicht gleißendes Symbol mehr tiermenschlicher Leidenschaften, sondern Schale und Spiegel geistiger und seelischer Kräfte, geahntes Ebenbild der Gottheit. Die Materialität der Farbe, das Animalische der geschlossenen Existenz weicht unsinnlicherem Auftrag, gelöster Flächigkeit; im Auge erglänzen reinere Lichter der Geistigkeit: tastende Erfühlungen der ersten reinen Schöpfungen einer neuen Gesinnung, der Sehnsucht zu Gott und Ewigkeit... Dann wird es ganz still um die Seele des Schaffenden... Gebete aus ewigermenschlicher Sehnsucht zur Gottheit aufgestiegen, als Farbe und Form gewordene Boten Gottes zur Menschheit wiederkehrend, lösen sich aus dem Reich der Ruhe, Stirnen von Märtyrern, Antlitze von Engeln. Die nicht mehr nach außen schauen. Die Augenlider schließen das Geheimnis, das der Mund schweigt."

Von diesen stillen Bildern zu den späteren – unter großen Schmerzen entstandenen – MEDITATIONEN der Jahre 1934 – 1937 wurde der das Geistige betonende Bildgedanke von Jawlensky konsequent weiterverfolgt bis zu jenem Zeitpunkt, da ein Malen nicht mehr möglich war. Dem menschlichen Antlitz galt in den letzten zwanzig Schaffensjahren, vor allem nach seiner Rückkehr nach Deutschland das

Hauptaugenmerk. Jawlensky erfand eine bis dahin unbekannte Formsprache, in der seine nun abstrakten, von jeglicher persönlichen Dimension abgekehrten Bildnisse in eine immer neue und andere Farbwelt eingetaucht wurden. Bis zuletzt, bis zu dem Zeitpunkt, da er den Pinsel nicht mehr benutzen konnte und seine Krankheit (Arthritis deformans) ihn zwang, das Malen aufzugeben, blieb er in seiner Kunst dem Menschenbild treu, auch wenn der hohe Abstraktionsgrad seiner Gemälde, dieses Anliegen, nicht sogleich offenbaren mag.

Unsere Betrachtung des Gesamtwerks Jawlenskys erfolgt mithin entlang eines Hauptpfades, der mehrere Erkenntnismöglichkeiten zu den Seiten hin eröffnen wird. Das Besondere dieser Kunst erschließt sich zum einen durch den biographischen Gang und zum anderen durch die Perspektive des Auges. Jawlenskys Kunst ist keine unterkühlte, rein intellektuell aufzunehmende Kunst. Will man diese Kunst in ihrer ganzen Dimension sich erschließen, so vertraue man auch seiner Intuition, gemäß den Worten Klees: „Wir konstruieren und konstruieren und doch ist Intuition eine wichtige Sache.“[4]

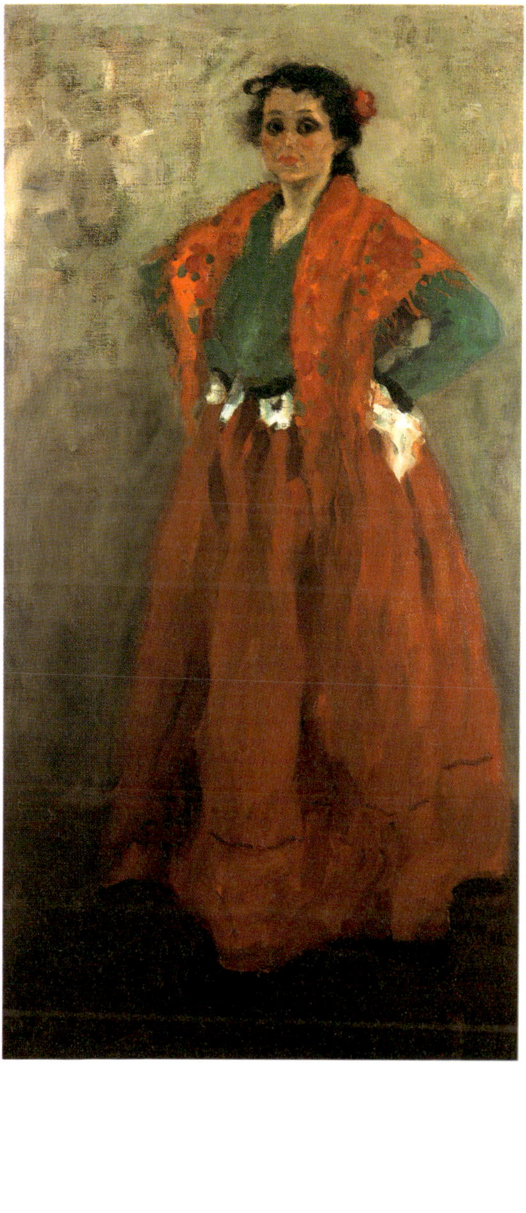

Helene in spanischem Kostüm ca. 1901

„Sie sind auf dem Weg geboren", so pflegte die alte Amme Sikrida Jawlenskys Fragen nach seinem Geburtsort gewöhnlich scherzhaft zu beantworten. [5] Laut Jawlenskys eigener Aussage, sowie offizieller Angaben wurde er – nach julianischem Kalender – am 13. März 1864 in Torschok, im Gouvernement Tver (östlich von Moskau) geboren. Nach dem seit 1918 in Rußland gültigen gregorianischen Kalender ist der Tag seiner Geburt der 26. März des gleichen Jahres, also 13 Tage später.

Jawlenskys Familie gehörte zum russischen Erbadel. Der Vater Alexejs, Georgi Nikiforowitsch Jawlensky, war Oberst der Russischen Armee, seine Mutter, Alexandra Petrovna Medvedeva, war seine zweite Frau. Alexej hatte sechs Geschwister: einen älteren Stiefbruder, Konstantin, zwei ältere Brüder, Sergej und Alexander, und einen jüngeren Bruder Dimitrij, die der Familientradition entsprechend alle die militärische Laufbahn einschlugen. Von Alexejs Schwestern war Nina älter als er und Vera jünger.

Die Kindheit Alexejs war mit vielen Umzügen verbunden. Der Vater wurde mehrmals versetzt, und Alexej nahm mit der Familie an allen Ortsveränderungen teil. 1869 avancierte der Vater zum Kommandeur des Husarenregiments in Neswich, einem kleinen Ort in der Nähe der weißrussischen Hauptstadt Minsk. Schon bald erfolgte die nächste Versetzung innerhalb Weißrußlands und nach vier Jahren siedelten die Jawlenskys nach Aschenstovo an der preußischen Grenze über, wo die Familie auch nur ein Jahr blieb. Die Eltern waren sich sehr wohl bewußt, daß die zahlreichen Umzüge einer geregelten Ausbildung abträglich waren, und schon bald wurde der – sicherlich nicht leichte – Entschluß gefaßt, ohne den Vater nach Moskau überzusiedeln. Dort sollte Alexej das Gymnasium besuchen.

Trotz der unvermeidbaren beruflichen Ortswechsel hielt die Familie immer an der Tradition fest, die Sommermonate auf ihrem Landgut in Kuslovo, zu verbringen. Für den kleinen Alexej gehörten diese Monate zur schönsten Zeit des Jahres, wie er berichtete: „Kuslovo war ein sehr schönes Gut, 1000 Desjatinen groß. Die Hälfte davon war alter, schöner Eichenwald. Durch ein Tor kam man in einen Hof, 100 auf 100 m groß, an dessen Ende das Haus stand. Es war zweistöckig. Rechts war ein einstöckiger Flügel, in dem die Großmutter wohnte. Links war der Garten mit Alleen und einem Teich, mit Gemüse- und Blumengarten. Die Fortsetzung des Gartens bildete ein Hain mit unserer schönen, alten Kirche. Außerdem hatten wir einen großen Viehhof mit 100 Kühen und 22 Arbeitspferden. In der Nähe des Gutes war ein großes Dorf Koschinow. Wir Kinder waren dort sehr glücklich, spielten im Garten, im Hain und gingen oft in den Eichenwald und auf den großen Markt in Koschinow einmal wöchentlich, wo wir immer sehr viel Lebkuchen bekamen."[6]

In dieser Zeit der für ein Kind ungewöhnlich vielen Reisen, prägten viele Erlebnisse die Gefühlswelt des neunjährigen Alexej, von denen ein sehr besonderes herausgehoben werden muß. In Aschenstovo, wo die Familie sich 1873 aufhielt, besuchte Alexej mit seiner Mutter und seinen Geschwistern einmal eine polnische Kirche (Kostjol), die für ihre wundertätige Marienikone bekannt war. Alexej war das orthoxe Ritual gänzlich unbekannt, er war äußerst neugierig und nahm alles, was in der Kirche passieren würde mit großer Spannung auf: „Diese Ikone hatte drei kostbare Überzüge, einen goldenen, einen mit Korallen und einen mit Perlen und Diamanten. Als wir kamen, war das Bild mit einem goldenen Vorhang verhüllt. Auf dem Boden lagen viele Bauern und Bäuerinnen wie gekreuzigt mit ausgestreckten Armen. Es war sehr still. Plötzlich zerrissen starke Posaunenklänge die Stille. Ich erschrak schrecklich und sah, wie der goldene Vorhang zurückging und die Muttergottes in goldenem Gewand erschien."

In Moskau besuchte Alexej für nur ein Jahr das klassische Gymnasium. Er war ein mittelmäßiger Schüler. Das Erlernen des Lateinischen fiel ihm so schwer, daß er zu einer Privatschule wechseln mußte. Nach zwei Jahren konnte er mit gutem Zeugnis abgehen und in die Kadettenschule eintreten, in der er die nächsten fünf Jahre verbringen sollte.

Auffällig – zumal für einen späteren Künstler – war sein anfängliches Desinteresse am Kunstunterricht. In den ersten Jahren war er kaum imstande, eine einigermaßen gute Zeichnung herzustellen. Sein Lehrer Setrov hätte zu jener Zeit allen anderen in der Klasse eine Chance gegeben, Künstler zu werden – nur nicht Alexej.

Um so mehr kam es einem Rätsel gleich, daß der 16jährige Internatsschüler, der lediglich an Sonntagen Ausgang erhielt, mit einem Mal der bildenden Kunst sich verschrieb. Im Sommer des Jahres 1880 besuchte er einer Pflicht folgend die Weltausstellung in Moskau, die er äußerst gelangweilt durchschritt. Kurz vor dem Verlassen schaute er — beinahe zufällig – in eine Abteilung, in der moderne Gemälde gezeigt wurden. Zum ersten Mal schaute sich Alexej mit Bewußtsein Bilder an. Er war erschüttert: „Aus Saulus war ein Paulus geworden. Das war der Wendepunkt in meinem Leben. Seitdem war die Kunst mein Ideal, das Heiligste, nach dem sich meine Seele, mein ganzes Ich sehnte."

Sein Kunstlehrer Setrov war ebenfalls verblüfft. Der Eifer des nun Geläuterten war auch ihm unheimlich. Nach einigen Monaten fragte er Alexej spontan: „Was ist mit dir geschehen? Du hast früher so schlecht gezeichnet, und jetzt geht es viel besser mit dir." Alexejs Zeichnungen wurden nun von Setrov als besonders gelungene Übungen unter Glas gerahmt in die Zeichenklasse gehängt. Die Sonntage, an denen er regelmäßig seine Mutter besucht hatte, galten jetzt seiner neuen Passion. Als einer der ersten Besucher war er jeden Sonntag regelmäßig in der Tretjakov-Galerie und blieb dort ohne ein Mittagessen bis zum Schluß. Alexejs spätere Bemerkung, daß dieses Museum sein neuer Tempel geworden war, in dem er seinen persönlichen Gottesdienst zelebrieren mußte, scheint unter diesen Umständen nicht einmal übertrieben.

So erstaunte es nicht, daß der eifrige Kunstjünger seinen Vater alsbald mit seiner Leidenschaft konfrontierte. Er schrieb ihm nach Michalow, wo sein Regiment stationiert war, daß er nach seiner letzten Klasse im Kadettencorps sich in die moskauische Schule für Malerei und Bildhauerei einschreiben möchte. Er bat den Vater, mit einem seiner liebsten Lehrer, dem Künstler Wassilieff, zu sprechen. Wassilieff gab dem besorgt hergeeilten Vater daraufhin den vernünftigen Rat, Alexej erst einmal die Militärschule absolvieren zu lassen, um ihn hernach auf die Malschule zu schicken.

Es blieb bei diesem einmaligen Treffen mit Wassilieff, da Alexejs Vater kurze Zeit später starb, und der junge Kadett

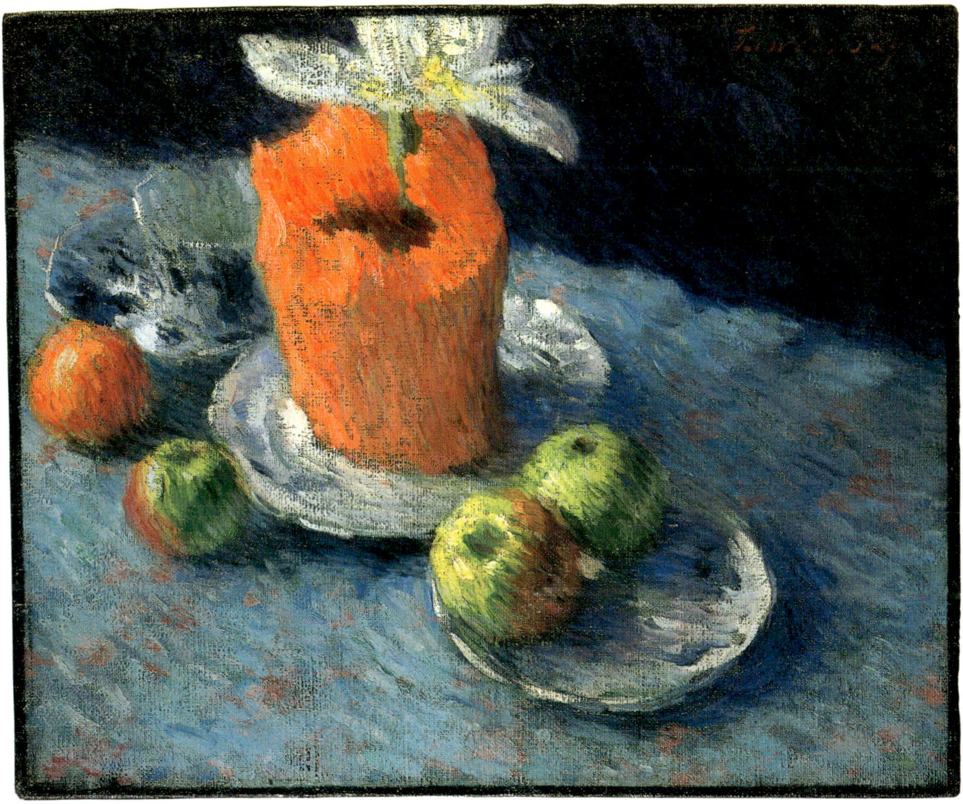

Stilleben en bleu 1902

– aus Rücksicht auf die finanzielle Situation der Familie – der Vernunft gehorchend in die Alexander-Militärschule eintrat. Der Verlust des außerordentlich geliebten Vaters war für Alexej ein großer Schock. Es war der erste große Schmerz seines Lebens und er konnte sich für Monate von diesem Schlag nicht erholen.

In den zwei Jahren Militärschule zeigte Alexej einen besonderen Ehrgeiz. Jeden Tag stand er um drei Uhr morgens auf, statt um sechs, wie es die Schulregel vorsah, um mit aller Macht zu lernen und zu den Besten zu gehören. Sein Eifer war gewaltig – nicht ohne Grund. Denn nur der konnte nach dieser kurzen Ausbildung in Moskau bleiben, dessen Noten ausgezeichnet waren. Jedem anderen drohte eine militärische Laufbahn in der Provinz. Und dies hätte Alexejs Plan, eines Tages an der Akademie Kunst zu studieren, zunichte gemacht.

Der junge Militär hatte derweil auch sportlichen Erfolg. Er entdeckte seine Leidenschaft für das Florettfechten, gewann in dieser Disziplin mehrere Auszeichnungen und einmal sogar den Zarenpreis. Im Revolverschießen zeichnete er sich bald als der beste Schütze des Regimentes aus – mithin hervorragende Bedingungen für eine klassische Militärkarriere, wenn nicht am Ende die Kunst obsiegt hätte. So waren alle Sonn- und Feiertage für Begegnungen mit Kunst reserviert, während seine Kameraden ihre Freizeit mit anderen, weniger kulturbeflissenen Launen verbrachten.

Es ist für die Biographie Alexej von Jawlenskys regelrecht bezeichnend, daß er als junger Soldat sich sehr wohl mit dem militärischen Leben und dessen Härte identifizieren konnte, in den Begegnungen mit bildender Kunst, vor allem mit Musik jedoch immer wieder erschüttert war. In Konzertsälen hörte er Schubert, Schumann, Chopin und Beethoven, und brach häufig in Tränen aus – im Kern kein hartherziger Militär.

Die berühmte Tretjakov-Galerie sowie andere Ausstellungsinstitute wurden für ihn geradezu heilige Orte. Mehr als bloßes Kunstgenießen, wurden diese Orte für ihn Stätten eines sehr persönlichen Rituals. Die Kunst war sein Ideal, sein Heiligstes, seine Zukunft; die Kaserne kam einer Passage gleich.

1884 wurde der 20jährige Alexej Leutnant im Samogitischen Infanterie-Grenadier-Regiment in Moskau. Als Offizier durfte er außerhalb der Kaserne wohnen und mietete sich für vier Jahre ein Zimmer bei dem ihm bekannten Maler Katalkoff. Dieser machte ihn schon bald mit dem Besitzer des Nachbarhauses, dem berühmten Sammler Botkin bekannt, der eine herausragende Sammlung französischer Kunst besaß. Alexej hatte durch seinen Rang als Offizier und die Freiheit, die damit verbunden war, nun viele Möglichkeiten in der Moskauer Kunstszene sich umzuschauen. Bedeutende Sammler und erfolgreiche Künstler gehörten nun zu seinen Freunden und Bekannten. Einmal verbrachte er mit dem bekannten Maler Jarzeff einen Sommer in der tatarischen Steppe, wo er ausgiebig zeichnete und viel von dem Freund lernte. Der Wunsch, eines Tages in ähnlicher Freiheit als Künstler arbeiten zu können, wurde immer stärker. Es galt, alsbald eine Entscheidung zu treffen.

Ihm war zu Ohren gekommen, daß Offiziere in St. Petersburg mit einer Ausnahmegenehmigung an der Kunstschule studieren konnten. Allerdings mußte er von Moskau nach St. Petersburg versetzt werden, welches in aller Regel unmöglich war. Alexej hatte Glück. Über seine Schwester in St. Petersburg lernte er die Familie des Chefs des Generalstabs, General Wilitschko, kennen. Es kam zu einer unvergeßlichen Begegnung mit dem General. Um 9. 00 Uhr schon wurde Alexej von der Generalsgattin empfangen, zeigte ihr seine Arbeiten und sprach begeistert über den Wunsch, Künstler zu werden. Dann, um 12. 00 Uhr, kam der General nach Hause, betrat das Empfangszimmer und sah Alexej. Die Generalin und ihre Tochter gingen auf den Herrn des Hauses zu und riefen: „Wir nehmen Leutnant Jawlensky in unsere Obhut". Offensichtlich von dieser ungewöhnlichen Parteinahme gerührt, ließ der für sein hartes Vorgehen im Regiment bekannte General sich erweichen und entgegnete: „Na ja, wenn die Damen Sie in Schutz nehmen, dann bin ich hilflos." Nach dem Lunch bat Wilitschko den jungen Offizier zu sich in sein Arbeitszimmer und fragte ihn nach seinem Anliegen: „Mit Ekstase und sehr aufgeregt schilderte ich ihm meine Liebe zur Kunst und daß ich die Kunstakademie besuchen möchte, aber deshalb von Moskau nach Petersburg versetzt werden müßte und Exzellenz sehr, sehr bäte, mir zu helfen. Er sah prüfend in meine Augen. ‚Also gut', sagte er, und tat alles für meine Versetzung nach Petersburg, sogar gegen den Wunsch meines Regimentskommandeurs. Später erzählte man mir, daß General Wilitschko sehr witzig von meinem Besuch in seiner Wohnung erzählte. ‚Stellen Sie sich vor, als ich in mein Emp-

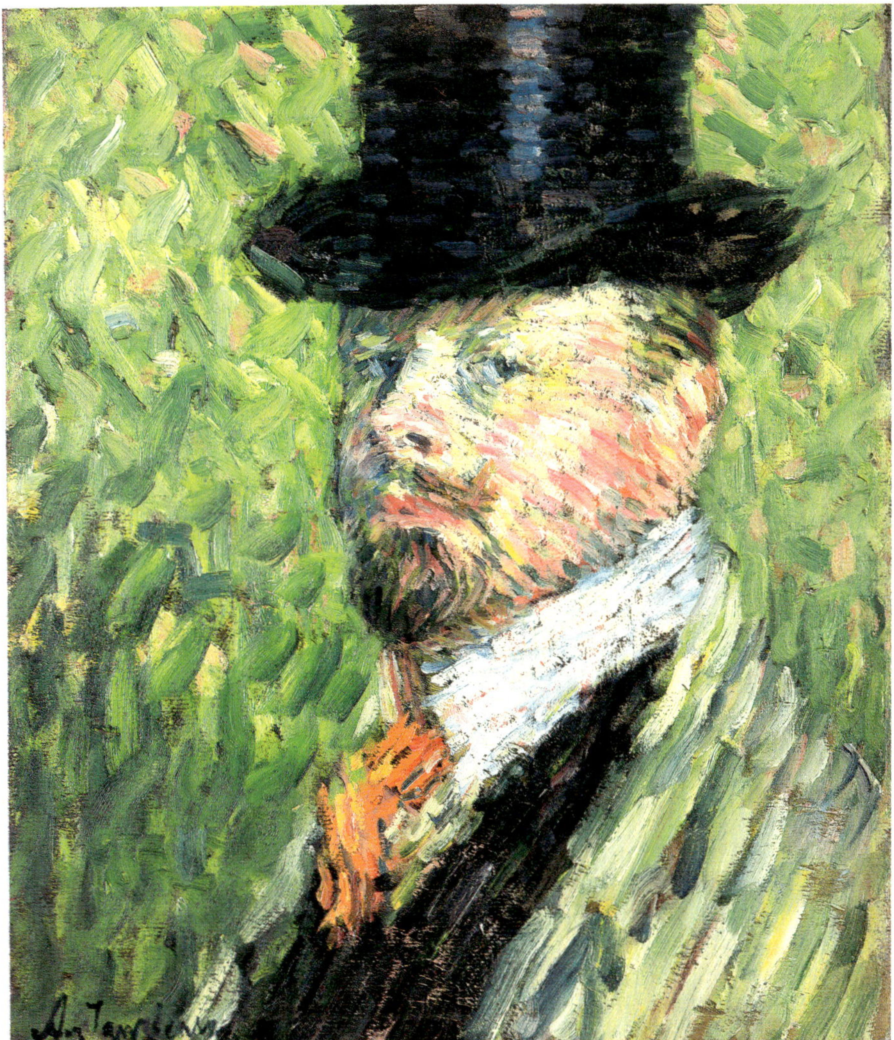

Selbstbildnis mit Zylinder 1904

fangszimmer kam, steht da ein Offizier, sein Säbel steht in einer Ecke, sogar seine Halsbinde war nicht in Ordnung, denken Sie so eine Kühnheit; ich hätte ihn gleich nach der Hauptwache schicken können, aber er sprach zu mir mit einer so begeisterten, heiligen Liebe zur Kunst, daß ich ihm wirklich helfen mußte.'" Das war in der Tat der Wendepunkt in Alexejs Leben.

So kam Alexej über einen kurzen militärischen Aufenthalt in Kronstadt nach St. Petersburg in das Alexander-Newski-Regiment. Im August 1890 bestand er die Aufnahmeprüfung der kaiserlichen Kunstakademie und besuchte den Kurs Kopfmalerei und Zeichnungen. Zugleich erlaubte ihm Prof. Willewalde in seine Klasse einzutreten. Dort erhielt er Unterricht im Fach Schlachtenmalerei.

Alexejs bisheriges Lebensziel war nun erreicht, er war Leutnant und zugleich Mitglied der Kunstakademie. Doch schon nach kurzer Zeit fühlte er, daß der verstaubte Akademieunterricht sein Talent nicht würde entsprechend fördern können. Die Studenten der Klasse Kopfmalerei hatten abends nach antiken Köpfen zu zeichnen. Es war die Regel, daß der Kopf in all seinen Einzelheiten innerhalb von vier Wochen gezeichnet werden mußte. Einige Studenten hatten sich zu diesem Zweck sogar Operngläser besorgt und saßen so nah wie möglich am Objekt. Jawlenskys Auffassung von Porträtkunst war eine gänzlich andere. In seinen Zeichnungen wurden zwar Einzelheiten eines Porträtkopfes ansichtig, allerdings ging es ihm mehr um ein Verstehen und Kennenlernen des formalen Zusammenhangs, des Kopfes als solchen. Das war nicht erwünscht, wie einer der Professoren ihm unzweideutig mitteilte: „Genie hat der, der viel Detail sieht." Alle anderen waren in den professoralen Augen ewige Talente. Alexej, obschon nicht einverstanden, schwieg.

Eine andere Begegnung mit einem der Lehrer ermutigte Alexej dann doch, seinen Weg in der geplanten Weise fortzusetzen. An einem anderen Tag, Alexej war ganz versunken in seine Arbeit, da klopfte einer der Professoren, ein Bildhauer mit einem Malstock auf seine Schulter und sagte: „Sie haben Talent, Sie sehen breit ohne die nicht notwendigen Details." Und in Anspielung auf die Militäruniform, die Alexej auch in der Akademie tragen mußte: „Sie müssen weg vom Militär.“ Das bedeutete auch, daß er in nächster Zukunft seinen Abschied vom Soldatenleben nehmen mußte, wollte er weiterkommen. Bei den monatlichen Schülerausstellungen erhielt Alexej stets Auszeichnungen, jedoch nie den ersten Preis, da er zuwenig Detail zeichnete. In der Figurenklasse, wo nach antiken Gipsfiguren gezeichnet wurde, gehörte es ebenfalls zur Pflicht, Vorträge über Anatomie und Ästhetik zu hören. Sein Ästhetikprofessor Sachetti spürte das außergewöhnliche Talent Alexejs und empfahl ihn einem Freund. Alexej sollte ihm seine Skizzen zeigen und sich mit ihm über seine Zukunft unterhalten. Der Freund war kein geringerer als Ilja Repin, Rußlands berühmtester Maler, der Beste seiner Zunft.

Repin war unumstrittenes Oberhaupt einer Bewegung, der sog. Wanderermaler (Peredvischniki), deren Bestreben es war, eine von der konservativen Akademie losgelöste fortschrittliche Kunst realistischer Prägung gesellschaftlich zu etablieren. Es ging den Wanderermalern darum, die sichtbare Realität unter Betonung echt russisch-moralischer Werte in ihren Bildern darzustellen. Die Kirche, die immer schon der Auftraggeber der Künstler gewesen war, und die allzusehr im Bündnis mit dem Zaren stand und gesellschaftlichen Fortschritt vereitelte, stand diesem neuen Realismus feindlich gegenüber. Die Wanderermaler, die die Not des Volkes anklagten, in ihren Bildern die Unterdrückung des arbeitenden Menschen zeigten, prangerten ebenso die zwielichtige Moral der herrschenden Kirche an.

Ilja Repin empfing Alexej sehr liebenswürdig, schaute sich die mitgebrachten Kohlezeichnungen an, lobte sie und unterhielt sich mit ihm über seine Ausbildung. Nicht verwundert über Alexejs Unzufriedenheit äußerte er spontan: „Schrecklich, in der Akademie muß man nicht lange bleiben. Zehn Jahre Akademie machen einen Künstler zu einem Idioten.“ Alexej durfte nach dieser herzlichen Begegnung an den berühmten Mittwochabenden Repins teilnehmen. Hier traf sich alles, was in Gesellschaft und Kunstwelt Rang und Namen hatte: berühmte Maler, Schriftsteller, Musiker, Philosophen. Alexej begegnete hier vielen bekannten Malern, unter ihnen Konstantin Korovin, Nicolai Ge, Vasilij Surikov, Viktor Boris-Musatov, Alexander Benois, Dimitrij

Kardovsky. Äußerst beeindruckt war er von dem Landschaftsmaler Iwan Schischkin, der sehr poetisch über seine Liebe zur Natur sprechen konnte, ebenfalls von Valentin Serov, der in der Porträtkunst einen ähnlichen Rang wie Repin erreichen sollte, und schließlich von Archip Kuindschi, dem armenischen Maler, der ihm die Kunst Claude Monets und der französischen Impressionisten nahebrachte. Stets erinnerte Alexej sich an Kuindschis Aussehen: „Er war ziemlich groß, sehr fest gebaut und sein Kopf war ganz wie ein assyrisches Basrelief.“ Kuindschis folgenreiche Erkenntnis, man solle um Himmelswillen nicht diesen oder jenen Wald malen, sondern versuchen, aus dem Gedächtnis heraus, eine eigene Vorstellung von Wald zu realisieren, beschäftigte Alexej sehr.

Einmal durfte Alexej mit dem berühmten Graphiker W. W. Mathé (Seite 9) für zwei Wochen auf Repins Gut Sdrawnewo im Gouvernement Witebsk wohnen. Beide mußten dasselbe Leben führen wie der berühmte Maler, und das hieß: abends um acht schlafen gehen und um drei Uhr morgens aufwachen, um im Garten zu arbeiten. Um sechs Uhr wusch man sich im Fluß und begrüßte den Sonnenaufgang. Repin war ein harter Arbeiter. Er war enthaltsam im Essen, trank nicht und rauchte auch nicht. Er saß um acht Uhr schon an seiner Staffelei und arbeitete intensiv bis zum Mittag. Trotz seiner kämpferischen Haltung für eine fortschrittlich-realistische Kunst, verstand er moderne Bilder, die Kunst eines van Gogh oder Cézanne überhaupt nicht.

Die folgenreichste Begegnung im Leben des jungen Akademiestudenten Jawlensky fand 1891 in der Peter-Pauls-Festung statt. Repin hatte ihn dorthin zu seiner Lieblingsschülerin, Marianne von Werefkin, mitgenommen. Ihr Vater, ein Vertrauter des Zaren, war ein hoher General und Kommandant der Festung. Repin liebte Werefkins Kunst sehr und nannte sie liebevoll „Turbaran“, was an den großen spanischen Maler Zurbaran erinnerte. Die Bilder Werefkins dieser Jahre waren – den Werken Repins ähnelnd – in klassizistischer Manier gemalt, groß im Format, eine Ölmalerei, dunkel im Ton und präzise in der Form. Jawlensky war beeindruckt von diesen Werken, vor allem aber von der Erscheinung der Werefkin. Er wurde „Freund von ihr, von dieser klugen, genial begabten Frau.“

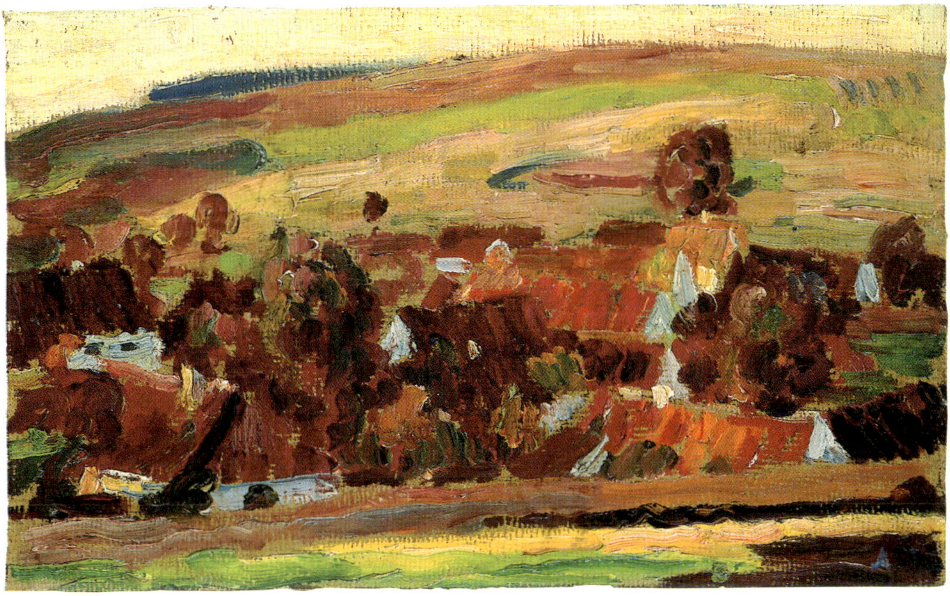

Dorf im Sommer 1904

Diese kluge, begabte und geniale Frau, veränderte das Leben des vier Jahre jüngeren Offiziers Jawlensky entscheidend. Marianne von Werefkin, eine willensstarke Frau, aparte Schönheit mit vollen Lippen und ausdrucksvollen Augen, war eine Person, die in jeder Gesellschaft sofort im Mittelpunkt stand. Zu Recht gilt sie als eine der außergewöhnlichsten Persönlichkeiten in der Kunst des 20. Jahrhunderts.

Zehn Jahre lang war sie Privatschülerin von Ilja Repin. Trotz ihrer durch einen Jagdunfall verkrüppelten rechten Hand beherrschte sie Repins Art der realistischen Malerei meisterlich. Innerlich jedoch war ihr die Kunst des Lehrers fremd geblieben, woraus sie gar keinen Hehl machte: „Ich bewunderte ihn (Repin) sehr, aber einig waren wir uns nie. Ich wurde damals der russische Rembrandt genannt. Stellte aus in der bekannten Wanderausstellung, auch nahm die Akademie meine Bilder für ihre Sendungen. Ich bekam brillante Kritiken und geriet in Verzweiflung. Mir war die realistische Welt ebenso fremd wie die romantische. Eigene Ziele schwebten mir vor.“[7]

Und diese eigenen Ziele, im Unerreichbaren angesiedelt, ließen sie ein äußerst schwieriges Leben leben, ein Dasein mit großen Enttäuschungen und schmerzlichen Verlusten. Ihre Beziehung zu Alexej von Jawlensky, zunächst getragen von einer warmen und herzlichen Freundschaft, veränderte sich zunehmend zu einem komplizierten Verhältnis. Anfänglich arbeiteten sie gemeinsam in ihrem Atelier in der Peter-Pauls-Festung, gelegentlich auch in Repins Haus, wenn dieser verreist war. Sie in der Rolle der Lehrerin, er ihr folgsamer Schüler.

Marianne von Werefkin hatte mit ihrer Kunst Erfolg, wurde jedoch zunehmend unzufriedener. Ihr schwebte ein neues Ideal vor, eine andere Malerei, eine Bildsprache von nie dagewesener, emotionaler Kraft. Ihren Aufzeichnungen vertraute sie an: „Es handelt sich nicht um Realismus, sondern um Aufrichtigkeit. Aufrichtig muß das Kunstwerk sein, manchmal von einer naiven Aufrichtigkeit, meistens aber von einer gewollten und bewußten Aufrichtigkeit. Diese Aufrichtigkeit ist es, die uns die Waffen gegen die Tradition der Schule ergreifen läßt. Sie ist es, die den Künstler so streng in der Wahl seiner Ausdrucksmittel werden läßt. Die

Wahrheit in der Kunst steht nur in Verbindung mit dem Eindruck und seinem Ausdruck. Die Wahrheit der Kunst erstreckt sich also auf den empfangenen Eindruck und die erfundene Form."[8]

Dieser idealistische Weitblick der Werefkin, der so manche Besonderheit der Kunst des 20. Jahrhunderts gedanklich vorweg zu nehmen schien, konnte von ihr selbst künstlerisch nicht umgesetzt werden. Sie hatte weder die innere Kraft noch das Selbstvertrauen, diese Zukunftsbilder zu malen, und so erkor sie sich jemanden für dieses hehre Ziel aus: Jawlensky.

Er sollte unter ihrer Anleitung ihre inneren Bilder auf die Leinwand bringen. Sie verstand sich als Verkünderin, ja als Muse, und er hatte ihre Schöpfung zu vollenden; ganz im Sinne des Geniekults der Romantik, nach der nur ein Mann stark genug sein sollte, das Neue zu verwirklichen. Und Jawlensky, der begierig Lernende, schien für sie die geeignete Persönlichkeit zu sein, die nach entsprechender Schulung ihre emotionale Kunst würde realisieren können. Doch der Schein trog!

Die Werefkin gab 1896 ihre Malerei auf, um sich ganz ihrem Schützling zu widmen. Dies bedeutete, daß sie von ihm viel forderte, vor allem, den von ihr eingeschlagenen Weg zu gehen. Die spätere Katastrophe war eigentlich schon mit diesem Schritt vorauszusehen. Ihrer beider Beziehung bekam mit der Zeit etwas labyrinthisches. Eine außergewöhnliche Beziehung war diese Künstlerfreundschaft von vornherein. Ein geschlechtliches Verhältnis war aufgrund der seelischen Disposition der Werefkin nicht möglich, die platonische Beziehung wurde vor allem nach der Geburt von Jawlenskys Sohn Andreas 1902 äußerst belastet. Die Mutter des Jungen war die 1881 geborene gemeinsame Hausangestellte Helene Nesnakomoff, die ebenfalls mit den beiden Künstlern zusammen 1896 nach München übergesiedelt war.

Ihre Sehnsüchte, ihre Verzweiflung, ihre Flucht vor der Wirklichkeit vertraute sie in den Jahren 1901 bis 1905, als sie schon in München lebten, ihren Tagebüchern an. Diese „Briefe an einen Unbekannten" sind ein sprachliches Meisterwerk, in denen Marianne von Werefkin mit sich selbst, mit ihrem anderen Ich Zwiesprache hält: „Du, das bin im Grunde ich, aber ein ganz anderes Ich, edel und groß, ein geniales Ich."[9]

Werefkin legte sich selbst Rechenschaft darüber ab, warum ein Leben in der sie umgebenden Welt unmöglich sei. Sie habe keinerlei Wünsche in der materiellen Welt, sie sei jedoch unersättlich im abstrakten (gedanklichen) Leben, eine starke Jungfrau, die man im Kampfe zu lieben habe, die man jedoch nicht beschützen müsse. Jene Welt sei ihre, in der Liebe ohne Zärtlichkeit existiere – ein übermenschliches Leben.

Wie ein Leitmotiv durchzieht diese „Briefe" der Gedanke: „Ich liebe die Dinge, die nicht sind." Desweiteren: „Ich liebe die Liebe, die nicht ist, die über sie schwebt wie eine unsichtbare Stadt, wie ein unfaßbarer Geruch, eine Liebe, die Verlangen nach verzauberten Ländern weckt, die den Kopf mit Wunschbildern füllt, die stark macht, die groß macht, die alle Wesen zur Vollendung treibt, die dir das wunderbare Kleid verleiht, das Bildekraft gewoben, die dich zum König aller Ziele krönt, die dich zum Schöpfergott macht."

Und danach, Peitschenhieben gleich: „Ich liebe die Leidenschaft, die es nicht gibt... Ich liebe die Gedanken, die nicht sind... Ich liebe die Menschen nicht so, wie sie sind, sondern so, wie sie sein könnten. Ich diene dem Ideal. Ich liebe das Schöne in allen Dingen und nichts als das Schöne. Ich liebe nur die Seele. Die Körper sind mir gleichgültig... Du siehst, ich stehe so außerhalb des Lebens, daß für mich all die unfaßbaren Dinge mehr Wert haben, als die Wirklichkeit."

Ihre übermenschlich anmutenden Ziele konnte die Werefkin in der sie umgebenden real existierenden Welt nicht verwirklichen: „Wozu führt es, wenn ich arbeite, selbst, wenn ich gut arbeite, zu einigen Werken, die vielleicht nicht schlecht sind. Nein, dazu liebe ich die Kunst zu sehr."

In München führte sie – hierin Rahel Varnhagen verwandt – bis zum Beginn des I. Weltkriegs einen Salon, an dem alle

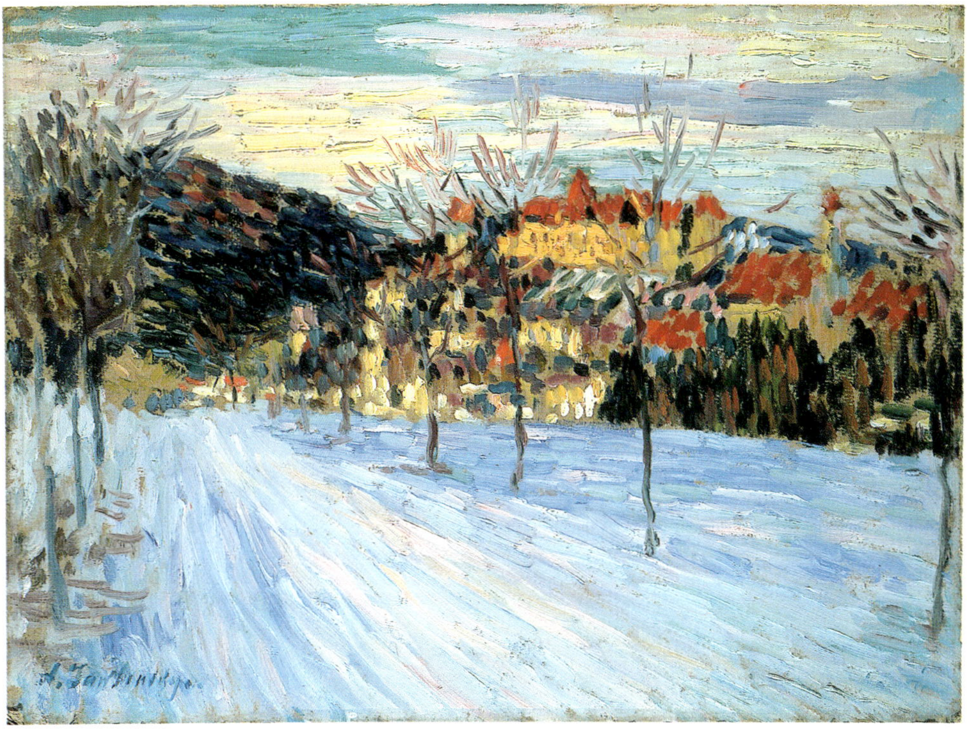

Füssen ca. 1905

wichtigen Persönlichkeiten der Kunstszene teilnahmen. Ihre Malerei nahm sie nach 1905 wieder auf. Die Wandlung in ihrer Kunst war unübersehbar. Der Realismus à la Repin wurde nicht weiterexerziert, an seine Stelle trat eine ihrer gedankenschweren Welt gemäße visionäre Kunst, expressiv, in der Farbgebung übertriebene, fast surreale Bilder mit bisweilen archetypischen Themen: Liebe, Tod, Einsamkeit, Trauer...

Auch ihr Schützling Jawlensky konnte Werefkins übermenschliche Ansprüche in seiner Malerei nicht verwirklichen. Die Sehnsucht der Werefkin, ihn als ihren künstlerischen Vollstrecker einzusetzen, mußte letztlich Sehnsucht bleiben. Jawlensky ging beharrlich seinen Weg. Seine Gemütsruhe, sein Phlegma erwiesen sich als das geeignete Serum gegen allzu giftige Attacken der Werefkin.

1896 verstarb der Vater Marianne von Werefkins. Ihre Pläne, in den Westen überzusiedeln, konnte sie mit privatem Vermögen sowie der zaristischen Rente ihres Vaters nun realisieren. Jawlensky entschied sich ebenfalls, in den Westen zu gehen, um seine Ausbildung dort fortzusetzen. Nach fünf Jahren klassischer Ausbildung in der Petersburger Kunstakademie, ließ er sich am 22. April des Jahres entlassen. 31

In der Kunstakademie erhielt Jawlensky trotz seines Mißmutes, was die Lehrmethoden anbelangte, eine für sein späteres Werk wichtige klassische Ausbildung. Bedauerlicherweise sind nur wenige Gemälde aus diesen Jahren erhalten geblieben. Die Nähe zum Realismus Repins ist den Werken anzusehen, der eigene Stil deutet sich indessen schon früh an.

In dem 1892 entstandenen kleinen Gemälde W. W. MATHÉ BEI DER ARBEIT (Seite 9) wird das Eigene schon offensichtlich. Jawlensky hielt seinen Freund, den begnadeten Radierer, in einer malerischen Momentaufnahme auf der Veranda eines Holzhauses, ganz versunken in seine Arbeit, fest. Das kleine Bild hat nahezu impressionistischen Charakter, mit Bildpartien großer Aufhellung und Licht sowie kontrastierenden dunkleren Flächen.

Jawlensky hüllte den im Profil ansichtigen Freund mit dem stechenden Blick und wirr herabhängenden Haaren in eine Vielfalt warmer brauner Töne. Von großer Anmut ist die malerische Raffinesse des goldgelb schimmernden Türrahmens, ebenso wie der rechts hinten sichtbare, gewebt wirkende Naturausschnitt mit köstlichen Grün-, Weiß- und Rottönen. Nicht akademische Details wie in manchen seiner Porträts aus dieser Zeit sind in diesem schönen Gemälde zu finden, sondern vielmehr eine aufgelockerte, moderne Malerei begegnet uns hier.

Für seinen Abschied vom Militär hatte Jawlensky sich einen günstigen Zeitpunkt ausgewählt. Einige geringe körperliche Leiden überzeugten das Ärzte-Kollegium, ihm zu attestieren, daß er als Oberleutnant den harten Militärdienst ohne Beschwerden nicht mehr ausüben könne. Der Oberbefehlshaber der 49. Heeresbrigade schloß sich der Diagnose der

Ärzte an. Ein Protokoll wurde verfertigt, in dem die Fakten im einzelnen aufgezählt sind, nicht richtig war eigentümlicherweise die Altersangabe:

„Oberleutnant Jawlensky, z. Zt. 30jährig, zum Offizier im Jahre 1887 befördert. Seine Körpergrösse ist eher groß als mittel, kräftige Körperstatur, seine Körperhaltung und Muskulatur sind gut und richtig entwickelt. In der hinteren unteren Hälfte der rechten Hüfte, bedingt durch die Erweiterung von Venen ist eine Verhärtung, so groß wie eine Walnuß, vorhanden. Seit 1886, als er in der Militär-Ausbildungsschule war, leidet er auch an Krampfadern. Im Jahre 1889 erkrankte er an Bauchtyphus, das beigelegte Attest bestätigt das. Diese Erkrankung hat demzufolge auch Venenvergrößerung verursacht. Bei langen Märschen und körperlichen Übungen verursacht die Venenvergrößerung große Schmerzen und Stechen in den Hüften. Seine inneren Organe sind gesund und geben keinen Anlaß zu Abnormalitäten. Aus obengenannten Gründen sind wir der Ansicht, daß Oberleutnant Jawlensky, wegen seiner Krankheit, als Truppenoffizier und Exerzierer, den harten Militärdienst nicht weiter ausüben kann. Wir haben deshalb beschlossen, ihn in den Ruhestand zu entlassen und Oberleutnant Jawlensky das Recht auf eine Pension aus der Staatsschatzkammer zugesprochen."[10]

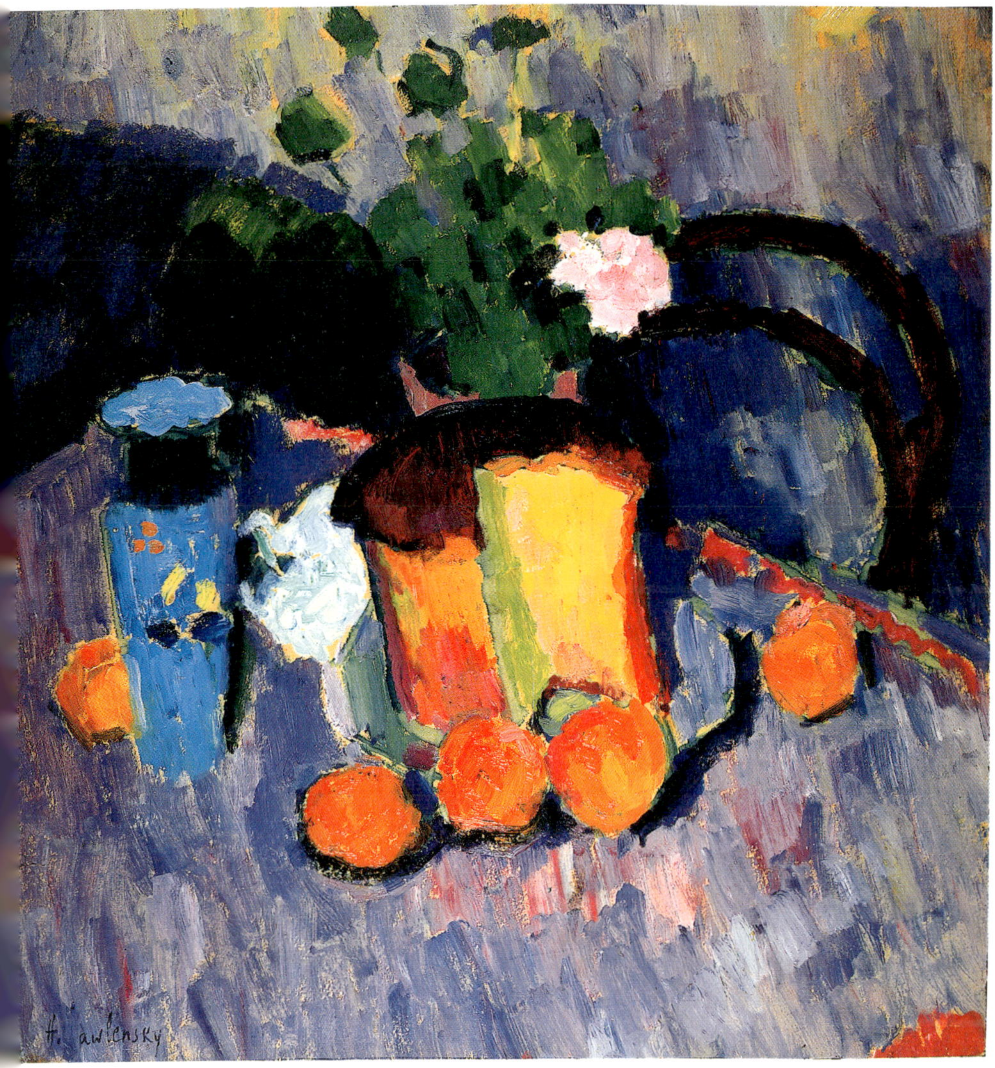

Stilleben mit Kulitsch 1905

Der wohl ausschlaggebende Grund für Marianne von Werefkin und Alexej von Jawlensky mit den Künstlerfreunden Igor Grabar und Dimitrij Kardovsky nach München überzusiedeln und nicht nach Paris, lag in dem Ruf der bayerischen Metropole, den Studierenden eine hervorragende Ausbildung offerieren zu können. Paris dagegen war ein brodelnder Kessel der Avantgarde, mit den neuesten künstlerischen Tendenzen, aber auch mit viel Unruhe. Fast gleichzeitig mit den Petersburger Freunden kamen Künstler wie Wassily Kandinsky, David Burljuk, Wladimir von Bechtejeff, Alexander Salzmann und Moyssey Kogan nach München.

Seit Mitte des 19. Jahrhunderts genoß München, vor allem im Ausland, einen vortrefflichen Ruf als Kunst und Kulturstadt. Obgleich der politische Liberalismus und ein freies Geistesleben immer wieder Anfeindungen ausgesetzt waren, gab es bis zur Jahrhundertwende eine lebhafte Kulturszene, was bildende Kunst, Literatur und Theater betraf. Zwei Zeitschriften waren für die ästhetische und intellektuelle Auseinandersetzung von Bedeutung: die 1896 von Georg Hirth gegründete JUGEND, die der Bewegung JUGENDSTIL ihren Namen gab, sowie das satirische Blatt SIMPLICISSIMUS.

Richard Wagners Musik bestimmte – trotz anfänglicher Ablehnung – seit ihrer Förderung durch Ludwig II. das Musikleben. Frank Wedekinds Dramen und Ludwig Thomas Komödien waren ungeachtet der heftigen politischen Diskussionen, die sie auslösten, vom Spielplan der Bühnen nicht mehr wegzudenken. Und in der bildenden Kunst gab es mit der Gründung der SECESSION (1892) fortschrittliche Tendenzen, jenseits vom konservativen Akademismus und Historismus. Unter den Gründern der SECESSION, die sich von der Münchner Künstler-Genossenschaft ruckartig trennte waren beispielsweise folgende Maler und Bildhauer: Peter Behrends, Lovis Corinth, Theodor Heine, Adolf Hoelzel, Joseph Israels, Gotthard Kuehl, Max Liebermann, Giovanni Segantini, Franz Stuck, Hans Thoma, Wilhelm Trübner und Fritz von Uhde.

Die Petersburger Freunde ließen sich im November 1896 im behaglichen Schwabing nieder, wo viele aus der Kunstszene ihr Domizil hatten. Marianne von Werefkin, Alexej von Jawlensky und Helene Nesnakomoff bezogen eine große Wohnung mit Atelier in der Giselastraße 23, Igor Grabar und Dimitrij Kardovsky wohnten in der Nummer 25. Kurze Zeit nach ihrer Ankunft schrieben sich die drei Männer in der Privatschule von Anton Ažbe ein, der als Pädagoge einen über die Stadtgrenzen hinausreichenden Ruf innehatte.

Der 1862 in Slowenien geborene Anton Ažbe hatte an der Wiener Kunstakademie und später an der Akademie der bildenden Künste in München studiert und war Meisterschüler des damals gefeierten Ludwig Löfftz, bei dem auch Lovis Corinth gelernt hatte. Nach sieben Jahren Akademie nahm Ažbe, dem der Ruf, ein begnadeter Techniker und Korrektor zu sein, vorauseilte, die Anregung seiner Freunde auf, und gründete eine eigene Schule. Der Erfolg war durchdringend, nämlich so, daß schon bald nach der Gründung 1891 die Anzahl der Schüler von etwa 20 auf über 100 sich verfünffachte, und die Räume in der Türkenstraße beileibe nicht mehr ausreichten. Während es in München um die Jahrhundertwende einige Privatschulen mit ca. 300 Schülern gab, unterrichtete Ažbe in seinem „Babylon der Völker und Sprachen" in der Georgenstraße etwa die Hälfte davon.

Ažbe war eine außergewöhnliche Persönlichkeit. Die erste Begegnung mit ihm schilderte Jawlenskys Freund Igor Grabar: „Im Garten, im Schatten der Bäume und unter einem Vordach hatte eine Gruppe von Männern und Frauen in blauen, rosa, schwarzen und weißen Kitteln und Schürzen Platz genommen und lachten. Unter ihnen befand sich ein kleines, buckliges Männchen mit gelbgrünem Hut mit breiter, weicher Krempe und einem leichten Mantel in derselben Farbe, den er über einen grauen Sommeranzug geworfen hatte. Unter seinem Hut lugten Strähnen von rotblondem Haar hervor, unter der markanten Nase, neben der sich zu beiden Seiten ein Zwicker eingrub, ragte ein gewaltiger, dichter Schnurbart hervor, wozu er noch einen Spitzbart trug, den er später abrasierte. Er war etwa 40 Jahre alt. In der linken Hand hielt er eine lange dünne Zigarre mit Strohhalm, eine Virginia, mit der Rechten stützte er sich auf einen Spazierstock, er erzählte etwas, lachte den Leuten um sich zu und gestikulierte mit seiner Zigarre. Das war der berühmte Anton Ažbe, von dem die ganze Stadt redete."[11]

Anton Ažbe lebte das Leben eines Bohemien. Er war gern in Gesellschaft von Musikern, Literaten und Philosophen und diskutierte bis in die frühen Morgenstunden in der Gastwirtschaft SIMPLICISSIMUS. Seine Malerei allerdings litt unter dem großen Erfolg der Malschule und der immer mehr schwindenden Kräfte. Nur acht Gemälde und sieben Zeichnungen von ihm sind heute bekannt. [12] Er bevorzugte in seinen Porträts eine feingliedrige, aufgelockerte Malerei mit bemerkenswerten tonalen Werten und einer raffinierten Valeurtechnik. Einen Impressionisten nannte ihn die Kritik, obwohl seine Malerei eher in der Tradition Wilhelm Leibls stand, den er sehr bewunderte.

Die Lehrmethode Ažbes ist überliefert durch seine Schüler, er selbst fixierte sie nicht. Auf zwei Prinzipien, die die Malerei Jawlenskys, Kardovskys und Grabars zunächst beinflussen sollten, kam es ihm an: das KUGELPRINZIP und die KRISTALLISATION DER FARBE. „Kardovsky und ich", so berichtete Grabar, „waren nach seiner ersten Korrektur völlig bestürzt... Wir beide hatten den Kopf so gut gezeichnet, wie wir das konnten... Ažbe schaute sich die Zeichnung an und sagte: ‚Bei euch ist alles zufällig, zu sehr kopiert, es gibt doch Gesetze, die man kennen muß.' Er nahm die Kohle und zeichnete eine Kugel, deckte sie im gleichen Ton ab, setzte dann den Schatten dazu, wählte die Stelle für den Reflex, zeichnete den Schatten der Kugel selbst dazu und markierte mit Kreide die Form. ‚So, diese fünf Elemente machen das Geheimnis der Plastizität aus: Alles, was näher ist, erscheint heller, alles, was weiter von euch entfernt ist, dunkler. Merkt euch das und macht es euch beim Zeichnen zunutze – es gibt nichts einfacheres'". [13]

Zum Prinzip der FARBKRISTALLISATION hörten die Schüler von ihm, daß die Farben nicht auf der Palette gemischt, sondern getrennt auf die Leinwand aufgetragen werden sollten. „Sie werden sich im Auge des Betrachters selbst mischen, das wird wenigstens ein reines Kolorit geben; wenn man sie dagegen auf der Palette verschmiert, so gibt das nur Schmutz." Dieser Behandlung der Farbmaterie ent-

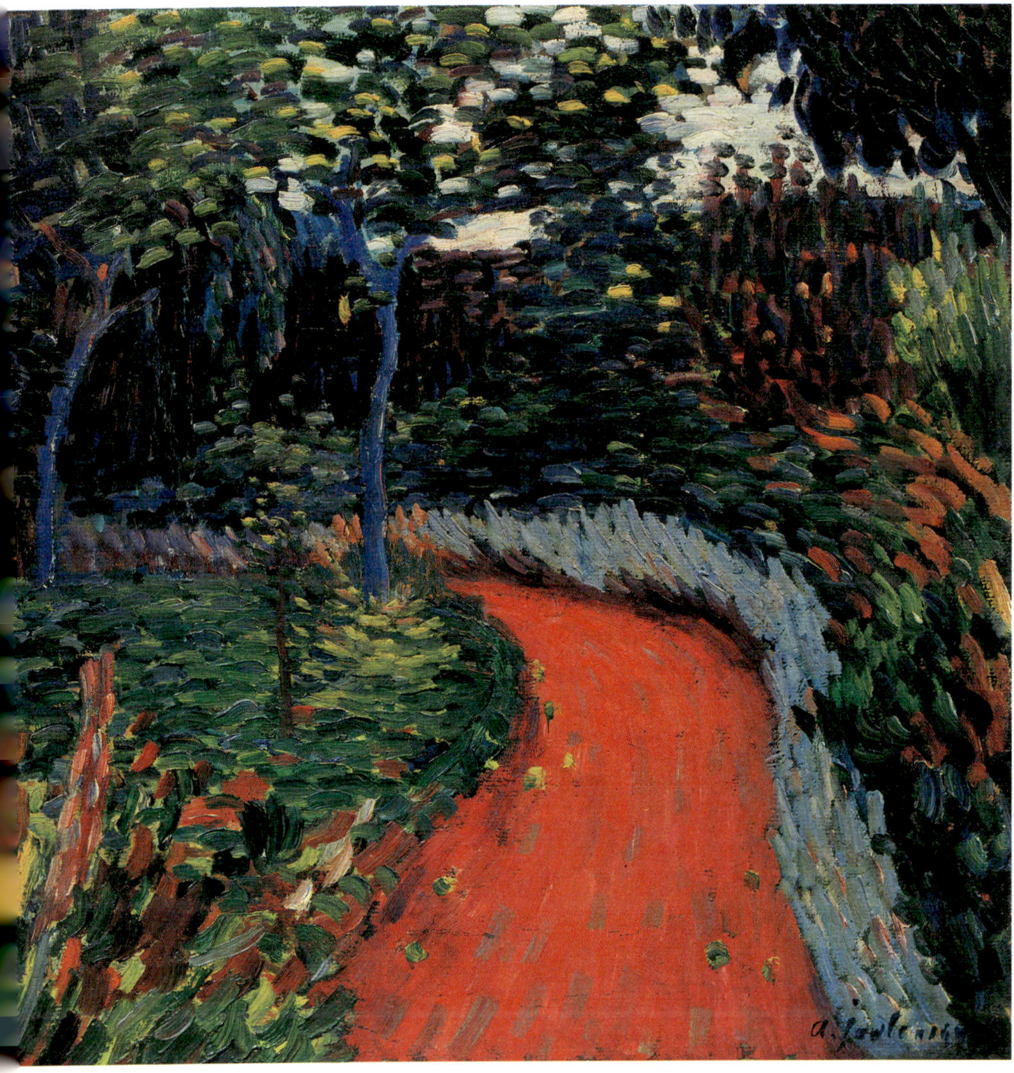

Parkweg ca. 1906

sprechend, bestand Ažbe auf einem breiten Pinselstrich, so breit und fest wie möglich.

Jawlensky bildete mit seinen beiden Freunden in dieser Schule eine Partei für sich. Sie arbeiteten viel und diskutierten intensiv die Ažbeschen Theorien über große Form und Linie. Ihr Tag fing so an, daß sie jeden morgen gegen acht Uhr in der Schule waren, den ganzen Tag arbeiteten und erst nach dem Aktzeichnen, das gewöhnlich um acht Uhr abends war, nach Hause gingen. Häufig trafen sie sich zum Abendessen in der gemeinsamen Wohnung von Jawlensky und Werefkin und sprachen noch lange über ihre Arbeit. Nach drei Jahren intensiven Studiums verließen Jawlensky und Kardovsky die Schule. Grabar blieb als Lehrer noch bis 1901 bei Ažbe, Kardovsky ging bald darauf zurück nach Rußland, wo er später Professor der Petersburger Akademie wurde.

An zwei Reisen, die Jawlensky in seiner Ažbe-Zeit unternommen hatte, erinnerte er sich besonders. 1898 waren er, Werefkin und Helene im Sommer zu Besuch bei seinem Bruder Dimitrij auf seinem Gut Wladimirskoje im Gouvernement Jaroslavl, nördlich von Moskau. Der Sommer war sehr schön, man unternahm ausgedehnte Spaziergänge und genoß die Natur. Freilich konnte Jawlensky hier überhaupt nicht arbeiten, da sich jeden Tag Verwandte und Bekannte anmeldeten, die ihn sehen wollten. So saß man oft draußen um den großen Samovar und erzählte: über München, Deutschland, über Kunst, über Gott und die Welt. Voll der Erinnerungen, aber mit leeren Leinwänden kam Jawlensky im Herbst nach München zurück.

Ein Jahr darauf fuhren die Petersburger im April nach Venedig, um eine Ausstellung zeitgenössischer Kunst zu sehen. Die moderne Kunst gefiel Jawlensky, die alten Meister hingegen nicht. Er war von ihnen nicht erschüttert, wie er berichtete, und so hinterließ diese, durch eine große Malerei-Tradition geprägte Lagunenstadt eigentümlicherweise keinen besonderen Eindruck auf ihn.

Nach Beendigung der Ažbe-Schule hatte Jawlensky alles in allem acht Jahre akademisch-schulische Ausbildung absolviert. Eine verhältnismäßig lange Zeit, so könnte man meinen, doch Jawlensky schien sie gebraucht zu haben. Er war kein Frühstarter, sein Werk entwickelte sich mit Zeit. Die uns heute faszinierende Welt der Farben entstand erst nach einem langen Vorlauf. Der Grund hierfür liegt in seiner Malerei selbst, wie Armin Zweite überzeugend darlegt: „Es ist bei ihm vielmehr der Umgang mit Farben und Formen, der ihm Klarheit über seine Intentionen verschafft. Die physische Tätigkeit des Malens wird zur anschaulichen Reflexion über das Verhältnis des Motivs zu seiner Darstellung, über die Relation von objektiver Gegebenheit zu subjektiver Gestaltung. Geistiges und körperliches Tun bleiben ungeschieden."[14]

Dies will nichts anderes heißen, als daß Jawlensky im Malen selbst zu seinen Bildern gefunden hat. Er malte nicht nach einem Bildprogramm, was er von den Ikonenmalern seiner Heimat her kannte, sondern ging seinen Weg, in dem er suchte, experimentierte und allmählich zu der ihm eigenen Malerei fand. Daher empfiehlt es sich für uns, diesen Bilderweg nachzugehen, will man den Maler, seine Absichten, seine Haupt- und Nebenwege verstehen.

Neben dem Impressionismus Ažbescher Prägung wurden die Arbeiten Jawlenskys um 1900 auch von der Kunst des Schweden Anders Zorn beeinflußt. Leider sind aus diesen Jahren nur wenige Gemälde Jawlenskys erhalten, offensichtlich hat er in dieser Zeit wenig gemalt. Ein eindringliches Beispiel für die Synthese Ažbescher und Zornscher Malerei ist das zugleich größte Gemälde Jawlenskys: HELENE IN SPANISCHEM KOSTÜM von 1901 (Seite 13). In hervorragender Maltechnik gelang es dem Künstler, den nachzügelnden Impressionismus zu überwinden und ihm neuen Atem einzuhauchen. Dieses Ganzfigurenporträt – es zeigt seine spätere Frau Helene in anderen Umständen – erhält seine Ausdrucksstärke nicht bloß durch das große Format, sondern vor allem durch die Setzung des kraftvollen Rot-Grün-Kontrastes.

Die nächste Phase in Jawlenskys Malerei (1902/3) verleugnete jegliche akademischen Bezüge. In den Stilleben (Seite 17), die in diesen Monaten entstanden, wurden die Gegenstände wie Vase, Topf, Teller oder Blumen bis an die Grenze ihrer Auflösung abstrahiert. Die Farbe errang eindrucksvoll und mit Gewalt die Herrschaft über das Gezeigte. Alles Vorherige schien nun vergessen zu sein, eine Annäherung an die neoimpressionistische Punktemalerei eines Paul Signac war zu verzeichnen. Freilich war die gänzliche Auflösung des Bildmotivs in ein Punktraster nicht Jawlenskys vorrangiges Ziel. Man sieht in seinen Werken auch nicht so sehr die strenge französische Technik, eher sind es vermischt aufgetragene Flecken und Farbstriche, die dort, wo sie einen gleichen Rhythmus aufweisen, zugleich einen Gegenstand, ein Motiv bestimmen. Es hat den Anschein, daß Jawlensky diese Art der Malerei aus zweiter oder dritter Quelle erfahren hat, da nicht bekannt ist, ob er Werke der französischen Neoimpressionisten im Original kannte. Möglicherweise gibt es hier auch einen Einfluß von Marianne von Werefkin, die ihre Gedanken über die Rolle der Farbe in der Malerei 1903 so niederschrieb: „Die Farbe hat einen inneren Wert... Die Farbe entscheidet über die Form... Im Bereich der Farbe muß man sich immer an die organische Form halten, um nicht in den Bereich der Unmöglichkeiten zu geraten. Je starkfarbiger ein Eindruck ist, je weniger ist alle Form möglich. Die Farbe löst die bestehende Form auf. Man muß eine eigene Form finden.“[15]

Auffallend ist in diesen Bildern der Verzicht auf eine konkrete Bestimmung der Umgebung des Motivs. Der Bezug nach Außen fehlt häufig: kein Fenster, keine Inneneinrichtung, die Aufschluß über den konkreten Raum, in dem das Stilleben arrangiert wurde, zu geben vermag. So ‚schwebt' das Motiv bisweilen. Dieser Zoom-Effekt charakterisiert eine Dimension der Modernität von Jawlenskys Werken, die bis heute noch beeindruckend ist.

1902 wurde im litauischen Anspacki Jawlenskys Sohn Andreas geboren. Die Geburt sollte nicht in München stattfinden, da die Beziehung Jawlenskys zu der gemeinsamen Haushälterin Helene bis zu diesem Zeitpunkt verschwiegen wurde. Vor den Freunden und Bekannten hielt man die Wahrheit gleichsam unter Verschluß und so wurde Andreas, der später selbst Maler werden sollte, offiziell als der Neffe des Künstlers ausgegeben. Offensichtlich litt vor allem

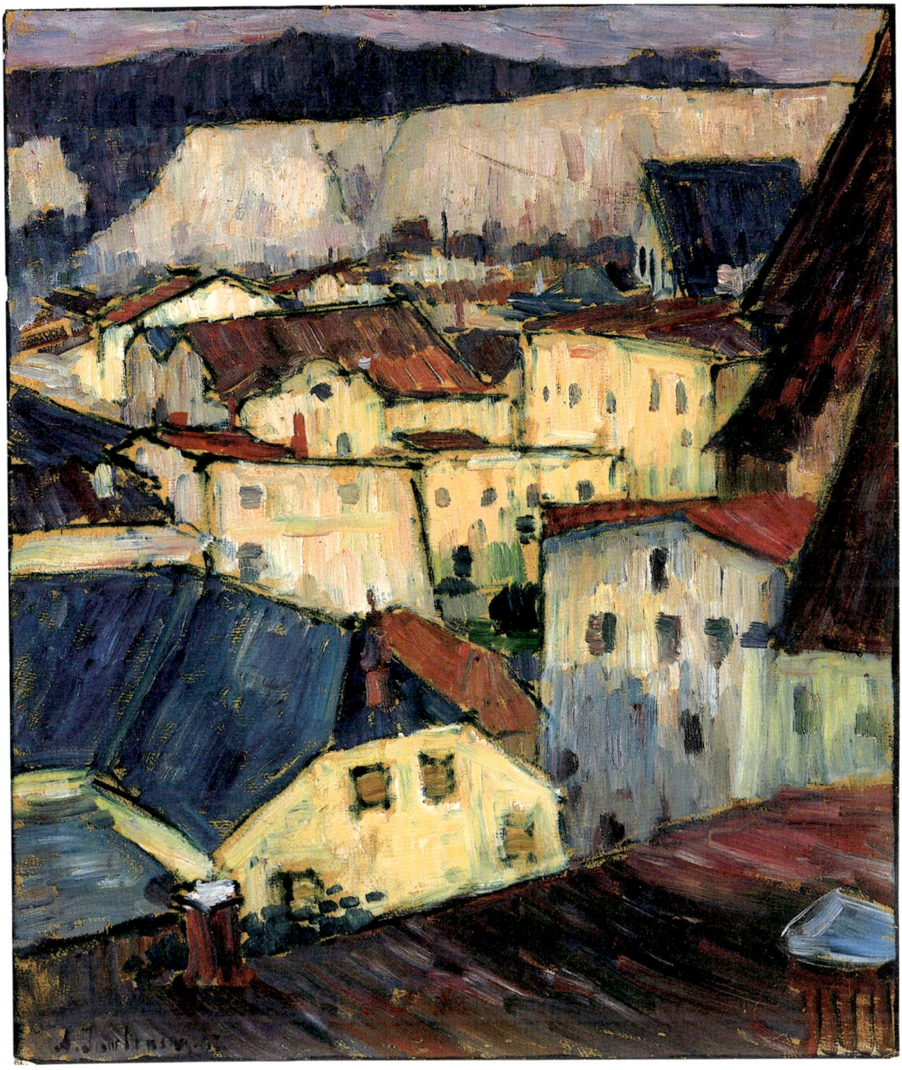

Wasserburg am Inn 1906

Marianne von Werefkin unter den neu entstandenen Umständen, da Helene nicht mehr nur Haushälterin war, sondern zugleich auch Geliebte und Mutter des Sohnes ihres Schützlings. Sie befürchtete, daß Jawlensky mehr Zeit für Mutter und Kind aufbringen würde, als es ihr lieb sein konnte. Bis zum endgültigen Zerwürfnis im Jahr 1921 sollte Marianne von Werefkin die Heirat Jawlenskys mit Helene Nesnakomoff verhindern. Die Spannungen für die nächsten 19 Jahre waren auch in diesem Punkt vorhersehbar.

In diesen Jahren der Suche nach der ihm eigenen Malerei hatte Jawlensky seinen malerischen Themenkreis eng umfaßt: Porträts, Stilleben, Landschaften. Diese Bestimmung blieb im wesentlichen bis zum Beginn der 20er Jahre erhalten. Mit Beendigung der ersten Groß-Serie VARIATIONEN ÜBER EIN LANDSCHAFTLICHES THEMA (über 300 Gemälde), konzentrierte er sich ausschließlich auf die nach Innen gerichteten Bildnisse, die HEILANDSGESICHTE, die ABSTRAKTEN KÖPFE und die MEDITATIONEN. Gelegentlich entstanden auch Blumenstilleben.

Jawlensky liebte es, die Dinge seiner Umgebung zu malen. Seine spätere Frau Helene, ihre Schwester Maria, die Werefkin, sowie Freunde und Bekannte standen ihm Modell. Ebenso richtete er in seinem Atelier Plätze für seine Stilleben ein. Landschaften hingegen entstanden auf Reisen oder bei längeren Aufenthalten, die der Sommerfrische dienten: Reichertshausen (1904), Füssen und Carantec (1905/6), Wasserburg am Inn (1906) und Murnau (ab 1908).

Nie scheint für Jawlensky ein literarisches, historisches oder gar mythologisches Bildthema von Interesse gewesen zu sein. Erstaunlich umsomehr, da gerade in München die Malerei der Deutschrömer Anselm Feuerbach und Arnold Böcklin sowie die Mythen- und Historienmaler Hans von Mareès, Franz von Stuck und Franz Lenbach hoch im Kurs waren und potente Käufer hatten.

Aus zwei erhaltenen Briefen aus der Autographensammlung des Russischen Museums in St. Petersburg, erfahren wir einiges über Jawlenskys künstlerische Orientierung in diesen Jahren der Suche. 1903 antwortete er seinem Freund Kardovsky, der als Direktor der Kunstakademie in St.

Petersburg ihn gebeten hatte, in eine von ihm organisierte Ausstellung mit russischer Kunst Bilder nach Moskau zu senden. Jawlensky kam der Bitte nicht nach. Er schrieb Kardovsky:

„Lieber Dimitrij Nikolaewitsch!
Mein Telegramm haben Sie sicher erhalten. Schimpfen Sie auf mich nicht mehr als nötig, schimpfen Sie, schimpfen Sie, aber bitte seien Sie nicht böse auf mich, daß ich abgesagt habe, bei Ihnen auszustellen. Sie verstehen mich doch. Wenn ich wüßte, daß meine Bilder nur zur Verschönerung Ihrer Ausstellung bestimmt sind, würde ich Ihnen gewiß etwas schicken, aber ich bin überzeugt, daß das nicht so ist. Mit meinen unwichtigen Bildern Ihre Ausstellung nur zu vergrößern, ist für Sie uninteressant und für mich nicht zum Vorteil... ."

Jawlensky war sich ob der Qualität seiner Bilder unsicher, wie man dem Anfang des Briefes entnehmen kann. Im weiteren Verlauf schilderte er seinem Freund seine Arbeitssituation: „Ich arbeite wie noch nie, pausenlos und mit großer Freude, ja ich merke, daß ich vorwärts gehe, aber ich will mehr erreichen, nicht nur mit der Farbe spielen, sondern mit kleinen Schritten erreichen, daß das Eine nicht das Andere stört und in meiner künstlerischen Aussage will ich beweisen, daß das Andere absolut unnötig ist."[16]

Selbstsicherer gab sich Jawlensky Kardovsky gegenüber einige Monate später, Anfang 1904: „Ich fühle auch, daß ich mit dem Leben im Einklang bin und beginne mit Freude den nächsten Tag mit meiner geliebten Arbeit. Meine Kunst bedeutet mir sehr viel und das ist das Neue, was ich von mir sagen kann. Neu, weil alles so einfach ist. Ich habe zu mir selbst gefunden, habe verstanden, daß mein Ich der Ausblick auf das Leben ist. Mein Interesse zur Kunst ist so stark in mir und verlangt von mir eine andere Denkweise; die ständige Empfindung der Farbe, die in mir lebt, wird mir schlußendlich von der Natur gegeben. Das scheint nicht sehr viel zu sein, also was bleibt zu tun, nur mit dem gleichen Mut weiterzusuchen. Denn ich empfinde bei der Arbeit eine große Befriedigung und ständig suche ich meine Form, damit ich das, was ich empfinde in Farbe ausdrücken kann."[17]

Insbesondere die letzte Äußerung hat Manifestcharakter. Der ständige Dialog mit der Farbe, das Gesehene souverän umzusetzen, die erstrebte handwerkliche Perfektion – das war der eigentliche Themenkreis Jawlenskys in diesen Jahren, ganz gleich, welche Motive er bevorzugte.

Die in der Ažbeschule angefangene Beschäftigung mit der Temperatechnik brachte ihn nicht weiter, er gab sie auf, um fortan ausschließlich in Öl zu malen. Der Bildträger war zunächst Leinwand, später Karton, ab 1914 strukturiertes Malpapier auf Karton geklebt.

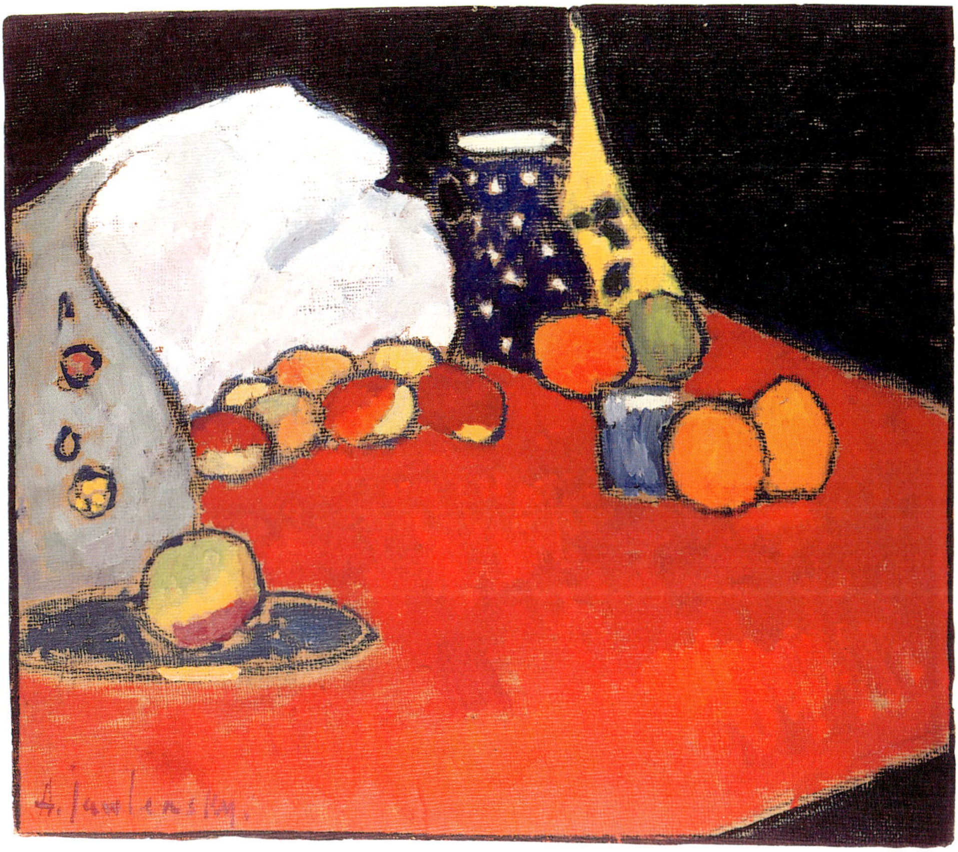

Roter Tisch ca. 1907

1901, elf Jahre nach dem Tod Vincent van Goghs fand in Paris eine Retrospektive seiner Werke statt. In Deutschland zeigte im gleichen Jahr die Galerie Cassirer in Berlin neun Bilder des Holländers im Rahmen einer Ausstellung mit moderner Kunst. Vier Werke aus dieser Schau wurden schwarz-weiß in der Januarausgabe (1902) der Zeitschrift DIE KUNST abgebildet. In München präsentierte die SECESSION im Februar und März 1903 mehrere Werke van Goghs, andere Institutionen in Deutschland schlossen sich an. Der posthume Triumph des verkannten Genies begann nahezu zeitgleich mit der Jahrhundertwende.

Wir wissen nicht, ob Jawlensky die 1901 in Paris gezeigte van Gogh-Ausstellung oder auch jene kleinere Präsentation in der Berliner Galerie von Paul Cassirer im selben Jahr gesehen hat. Möglich ist, daß er den Bericht über die Galerie-Ausstellung aus der Januarausgabe 1902 der Zeitschrift DIE KUNST kannte. Mit Sicherheit ist davon auszugehen, daß Jawlensky Werke des Holländers in der Februar/März-Ausstellung der MÜNCHNER SECESSION 1903 sah. Als ebenso sicher kann gelten, daß er auf seiner Reise nach Paris die Möglichkeit hatte, Gemälde van Goghs zu sehen.

Diese Begegnungen hatten nachhaltige Folgen. Den schönsten Beweis einer Ehrung des geliebten Holländers erbrachte Jawlensky mit seinem 1904 komponierten Gemälde SELBSTBILDNIS MIT ZYLINDER (Seite 21). Auf den ersten Blick fällt die Nähe zu van Goghs SELBSTBILDNIS MIT STROHHUT von 1887/88 auf. Beide Gemälde sind durch scheinbar wild gesetzte Farbstriche strukturiert, bei Jawlensky dominieren die verschiedenen Grün als dekorative Werte, bei van Gogh strahlt das Blau aus dem Bild heraus.

Doch was für ein Unterschied bei eingehender Betrachtung! Van Gogh kehrte in seinem Selbstbildnis sein Inneres nach Außen; er zeigt sich als eine verunsicherte, nahezu verzweifelte Person, die es nicht wagt den Betrachter anzuschauen, sondern nur noch in die Leere blicken kann. Jawlensky hingegen tritt dem Betrachter stolz gegenüber, ein Künstler in eleganter Kleidung mit schwarzem Zylinder, weißem Kragen, Weste, orangener Krawatte, ein Dandy jener Tage. Da der Proletarier, hier ein stolzer Bourgeois.

Auch maltechnisch gibt es Unterschiede. Van Gogh ordnete seine gepeitschten Farbstriche rhythmisch an, konzentrierte sie und ließ eine Art Heiligenschein um sein desperat dreinblickendes Selbst entstehen. Jawlensky erwiderte dieser Gestaltung nicht und setzte seine Farbstriche in alle möglichen Richtungen, vor allen Dingen diejenigen des Hintergrundes. Im Bereich des Antlitzes gibt es Verdichtungen, die lediglich eine mittelbare Nähe zum Vorbild haben.

Auch in den Landschaften Jawlenskys finden wir bis zum Jahr 1907 oft genug Hinweise, die an die Malerei van Goghs erinnern. Ungeachtet dieser Begeisterung, wechseln sich jedoch verschiedene Stile im Werk des Russen ab. Die glühenden Landschaften von Reichertshausen (Seite 25), sind durchaus eigenständig und in hohem Maße abstrakt. Ažbes Empfehlung, die Farbe direkt auf den Bildträger aufzutragen und darauf zu arbeiten, wird hier konkret anschaulich. Die Landschaft ist hier ganz abstraktes Phänomen: Wiesen, Bäume, Himmel, alles wurde der Macht der Farbe unterstellt, ohne Rücksicht auf irgendein Detail. Ebenso in den Schneelandschaften, die in Füssen entstanden (Seite 29). Die Farbe scheint locker und unaufhaltsam geflossen zu sein. Der Hang, kleinen Gemälden (38 x 50, bzw. 48 x 68 cm) eine innere Monumentalität zu verleihen, so daß sie großformatig wirken, ist bei Jawlensky ziemlich ausgeprägt, vor allem in den Vorkriegsarbeiten. Auch bei den späteren Serien, so bei den VARIATIONEN oder ABSTRAKTEN KÖPFEN begegnet uns dieser kompositionelle Griff.

In der Geschichte der modernen Kunst ist das Jahr 1905 mit einem besonderen Ereignis verknüpft. Die Fauves, die Wilden traten auf den Plan. Wie zuvor, bei der ersten Impressionismus-Ausstellung 1874, war es ein Kritiker, der der Bewegung den (un)passenden Namen gab. Angesichts einer offensichtlich Renaissance-inspirierten Frauen- oder Kinderbüste eines unbekannten Künstlers, die mit farbheftigen Malereien zusammen im Salon d'Automne in Paris ausgestellt war, verfiel Louis Vauxcelles geradezu in Verzweiflung und rief aus: „Donatello aux milieu des fauves!"

Les fauves, die wilden Maler, das waren: Henri Matisse, André Derain und Maurice de Vlaminck, später kamen Kees van Dongen, Georges Braque, Othon Friesz und Raoul Dufy dazu. Mitten in die Epoche der Fotografie fiel die große van Gogh-Ausstellung, die die Galerie Bernheim-Jeune 1901 in Paris veranstaltete, und in dieser Derain seinen Freund Vlaminck mit Matisse bekannt machte. Für Derain wurden nach dieser Veranstaltung die Farben zu Dynamitpatronen, wie er berichtete: „Sie sollten Licht entladen. Die Idee in ihrer Frische war wundervoll, daß man alles über das Wirkliche hinausheben könnte. Das große Verdienst dieses Versuchs war die Befreiung des Bildes von jedem nachahmenden und konventionellen Zusammenhang. Wir gingen die Farbe direkt an."[18]

Ähnlich entschieden der Aufbruch bei Matisse: „Der Fauvismus erschütterte die Tyrannei des Divisionismus. Es läßt sich in einem allzu ordentlichen Haushalt von Tanten aus der Provinz nicht leben. Also bricht man in die Wildnis auf, um sich einfachere Mittel zu schaffen, die den Geist nicht ersticken. Dann stößt man auf Gauguin und van Gogh. Hier sind ursprüngliche Ideen: Aufbau von Farbflächen, Aufsuchen der stärksten Farbwirkung – der Stoff ist gleichgültig."[19]

Wichtig war den Fauvisten, vor allem für Matisse, auf die Leinwand ein schönes Blau, ein schönes Rot oder Gelb einfach als dekorativen Wert zu setzen. Diese Farbigkeit wirkte! Aber nicht nur Farbe war in ihrer Funktion als etwas wirkendes wichtig, sondern auch in ihrer Eigenschaft als Materie. Die Farbpaste wurde dick aufgetragen und unvermischt auf dem Bildträger belassen. Details waren unwichtig, der Gesamtton mußte stimmen. Und diesem, immer

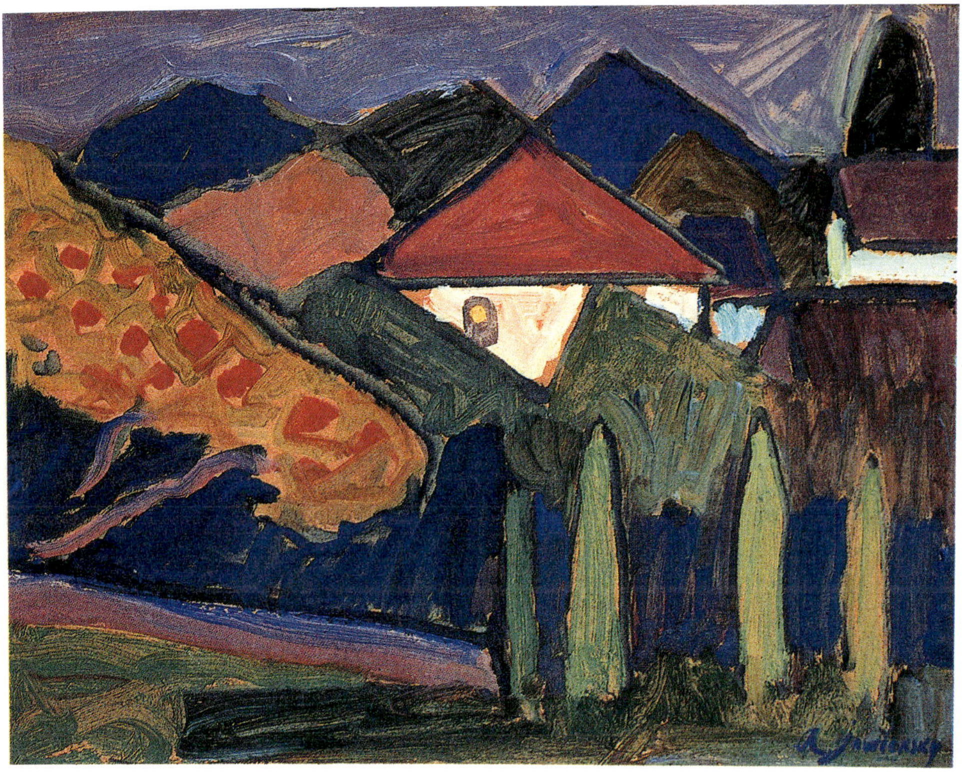

Murnau im Hochsommer 1908

50 wieder in jedem Bild neu zu entwickelnden Leitmotiv wurde die Anatomie des menschlichen Körpers unterworfen. So waren Verzerrungen, die man besonders vom Brücke-Expressionismus her kennt, nicht ausgeschlossen.

Freilich ging es den Fauves nicht um die seelische Dimension, die aus van Goghs Malerei nicht wegzudenken ist. Für die Freunde um Matisse war dieser Aspekt nicht der eigentliche Beweggrund ihrer Malerei, immer wieder betonten sie, daß das Motiv ihnen nicht wichtig sei. Im sinnlichen Rot und Gelb, jenen zwei Farben, die intensiv zur Anwendung kamen, wurde die wilde Botschaft klar: eine Malerei des Glücks, der Leidenschaft, und des Lebens ohne Sorge.

Auch Jawlensky zelebrierte in den Jahren 1905 bis 1907 für sich eine Art Fauvismus. Es entstand eine Gruppe von Landschaftsbildern und Köpfen, die den eingeschlagenen van Gogh-Weg weiterführten. In dieser wilden Manier zu arbeiten, bedeutete für Jawlensky nichts fremdes, im Gegenteil: dies war sein ureigentliches Terrain, diese Malerei begeisterte ihn, da sie seiner damaligen Empfindungswelt offenbar sehr nahe stand. Über die Reisen in den Jahren 1905 und 1906 erfahren wir aus seinen Lebenserinnerungen: „Im Frühling 1905 fuhren wir alle nach der Bretagne an das Meer nach Caranteque. Hier arbeitete ich sehr viel. Und ich verstand, die Natur entsprechend meiner glühenden Seele in Farben zu übersetzen. Ich malte dort viele Landschaften, vom Fenster aus Gebüsche und bretonische Köpfe. Die Bilder waren glühend in den Farben (Seite 37). Und mein Inneres war damals zufrieden. Zehn von diesen Bildern wurden im Oktober desselben Jahres im Salon d'Automne in der russischen Abteilung ausgestellt. Es war eine internationale Ausstellung, die von Djaghilev veranstaltet wurde. Zum erstenmal habe ich damals verstanden zu malen, nicht das, was ich sehe, aber das, was ich fühle.“[20]

In Jawlenskys Erinnerung geraten allerdings zwei Daten durcheinander, wie wir heute wissen. Er stellte – vermutlich auf Empfehlung seines Freundes Kandinsky – 1905 im Salon d'Automne aus, dort wurden jedoch nicht seine in Carantec (Bretagne) gemalten Bilder vorgestellt, sondern Stilleben und Landschaften aus den Jahren 1902 – 1904: Jacinthe bleu, Etude, Assiette de Pommes, Harmonie, Mixed Pickles und Vase aux Fruits.[21]

Ein Jahr später richtete der Kulturmanager Sergej Diaghilev, Herausgeber der bedeutenden Zeitschrift MIR ISKUSSTVA (Welt der Kunst) und Veranstalter von Ballett- und Opernaufführungen im Rahmen des Salon d'Automne die EXPOSITION DE L'ART RUSSE aus. Jawlensky kannte Diaghilev noch aus Rußland, der umtriebige Manager hatte ihn in München besucht und gebeten, mit einigen Werken an einer Gruppenausstellung in St. Petersburg teilzunehmen. Diaghilev war eine Lichtgestalt der russischen Kunstszene. Er hatte in St. Petersburg mit zaristischer Unterstützung großen Erfolg, wollte allerdings höher hinaus, vor allem wollte er im Westen arbeiten. So organisierte er diese große Schau russischer Kunst in Paris und zeigte Kunst aus der Neuzeit: Ikonen aus dem 15.–17. Jahrhundert, Porträtmalerei und Landschaftsbilder des 17.–19. Jahrhunderts sowie moderne Kunst, allerdings unter Aussparung der Wanderermaler (Peretvischniki) mit Ausnahme von Repin. Von diesem berühmten Porträtmaler zeigte er fünf Bilder. Diaghilev selbst schrieb in der Einleitung zum Katalog: „Die Ausstellung will keinen umfassenden und methodischen Überblick der Entwicklung der russischen Kunst geben. Ein solches Unterfangen wäre schier unmöglich und kaum sinnvoll gewesen. Viele einst gefeierte Namen haben ihren Glanz verloren, manche vorübergehend, andere für immer... Das ist die Erklärung für das Fehlen gewisser Künstler, die viele Jahre als einzige Vertreter der russischen Kunst galten und lange eine falsche Vorstellung von ihrer wahren Entwicklung und Bedeutung weckten. Die Ausstellung bietet einen Blick auf die Tradition, gesehen mit modernen Augen."[22]

Der Maler Alexander Benois, der mit Jawlensky ebenfalls bekannt war, hatte wesentlich zum Konzept der Ausstellung beigetragen und im Katalog einen Beitrag zur Geschichte der Russischen Kunst veröffentlicht: über die einzelnen Schulen der Ikonenmalerei, der mit Peter I. begonnenen Porträtkunst, sowie über Tendenzen aktueller Kunst. Zu der Aussparung der Wanderermaler hatte er allerdings eine äußerst lapidare Begründung: „Da sich die meisten Schlüsselwerke dieser Periode in Museen befinden, die laut Satzung nicht ausleihen dürfen, und andere durch Weltausstellungen und eine Vielzahl von Veröffentlichungen im Ausland bekannt sind, mußten wir uns damit begnügen, diesen Abschnitt summarisch darzustellen..."[23]

In der EXPOSITION DE L'ART RUSSE 1906 war Alexej von Jawlensky mit zehn BRETAGNE-ETUDEN vertreten, wie der Katalog zur Ausstellung vermerkt. Diese Bilder sind durchgehend in fauvistischer Manier gemalt und vermutlich erst in diesem Jahr entstanden, d.h., nachdem Jawlensky die wilde Malerei im Herbst des vergangenen Jahres gesehen und Henri Matisse kennengelernt hatte.

Von ebenso großer Bedeutung wie die Datierungsfrage, ist die Tatsache, daß das Sinnenerlebnis der Fauvisten in Jawlenskys Werk für kurze Zeit ausbricht, andere Einflüsse jedoch nicht aufhaltbar waren. Eine Erinnerung Igor Grabars gibt Aufschluß über die Art und Weise wie Jawlensky in diesen Jahren arbeitete.

Grabar erinnerte sich mit einer gewissen Ironie, daß Jawlensky in der Lage war, „im Stil von Whistler, Zuloaga, van Gogh, Matisse und Picasso" zu malen und gern hin und her wechselte: „Jedes Mal stand er ganz in der Gewalt von einem dieser Künstler und hielt ihn für das einzige Genie. Selbst war er sehr talentiert, feinfühlig für die Farbe, die Silhouette, den Rhythmus, und von seinem momentanen Gott übernahm er bis zur Illusion alle äußeren Charakteristika, die Manier, den Farbauftrag, die Oberflächenbehandlung, doch in das innere Wesen vertiefte er sich nicht."[24]

So war die erste Beschäftigung mit fauvistischer Malerei nur von kurzer Dauer, gelegentlich – bei Stilleben und Landschaften von 1909/10 – tauchte das wilde Temperament wieder auf. Etwa bis 1911 ist dieser unbekümmert-souveräne Umgang mit Vorbildern zu beobachten, wie in den im direkten Anschluß an den Salon d'Automne entstandenen Stadtlandschaften, die Jawlensky 1906 und 1907 anläßlich zweier Aufenthalte in Wasserburg am Inn realisierte (Seite 41). Die ersten Bilder haben noch Ähnlichkeit mit der den kraftstrotzenden BRETAGNE-ETUDEN, die späteren wirken seltsam verwaschen, nahezu ausgeblichen. Nicht Matisse stand hier Pate, sondern Cézanne, der bei einem Gemälde wie MÄDCHEN MIT WEISSER SCHÜRZE, gleichsam als Schatten anwesend ist.

Die Cézannsche Phase war ebenfalls von kurzer Dauer. Unvereinbar mit dem sinnlichen Farbenmalen Jawlenskys

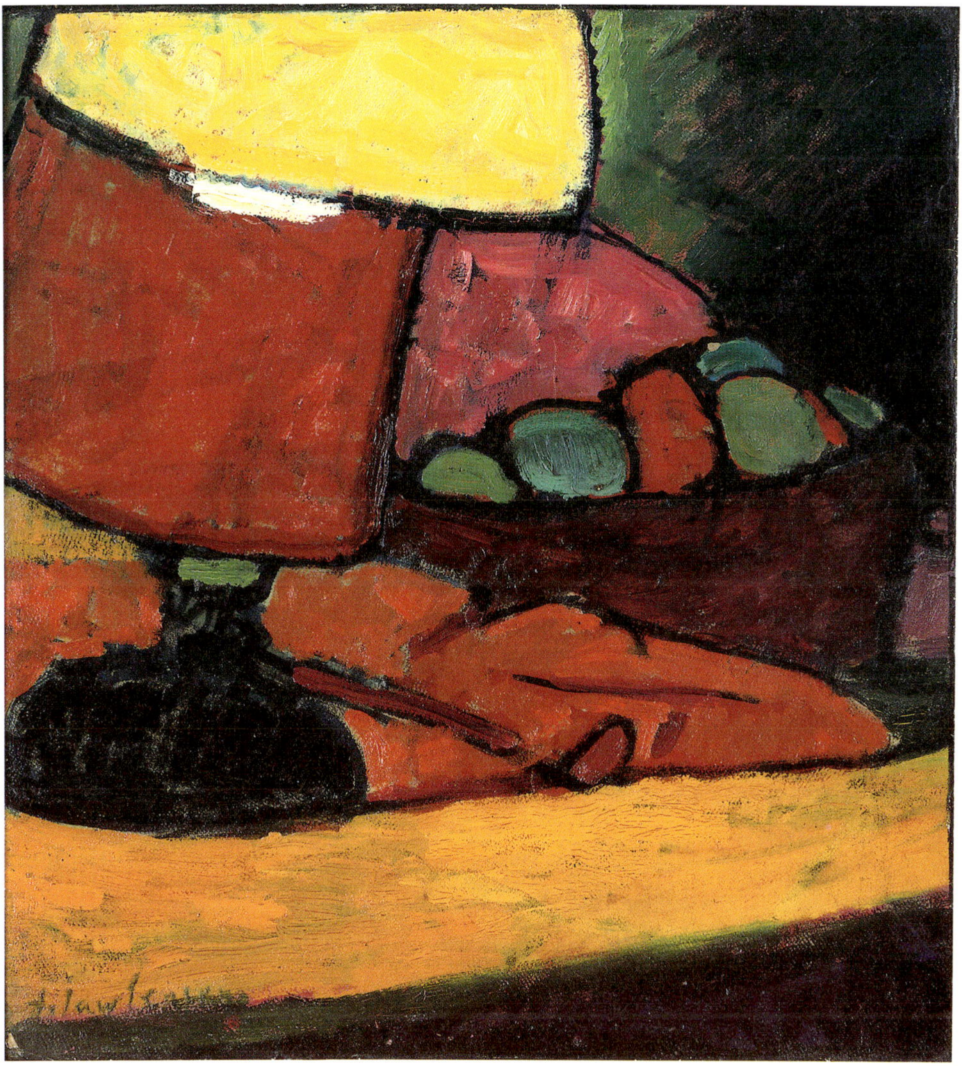

Stilleben mit Lampe ca. 1908

war die dieser Malerei innewohnende Attitude. Cézanne realisierte seine Malerei in der Art, daß er sich intensiv mit dem Motiv auseinandersetzte, und seine Farbflecken nach einem bestimmten Rhythmus auf die Leinwand setzte. Diese Arbeitsweise des großen Franzosen wurde einmal mit folgendem lapidaren Ausspruch beschrieben: „Wie ein Hund hat er davorgesessen und einfach nur geschaut, ohne alle Nervosität und Nebenabsicht.“[25] Jawlenskys kurzzeitiges Interesse an der Malerei Cézannes ist letztlich auf den Aspekt der Taches, der Farbflecken zurückzuführen. Die intellektuelle Dimension, das Verfahren der ‚Realisation‘, der Anspruch, der Malerei eine nahezu klassische Dauer zu verleihen, war für Jawlenskys Kunstwollen ohne Belang.

1906 fand in Paris neben dem Salon d'Automne ebenfalls eine große Paul Gauguin-Ausstellung statt, die Jawlensky vermutlich auf seiner Frankreichreise besuchte. Der Kunst Gauguins war er erstmalig zwei Jahre zuvor in München bei dem wohlhabenden Musiker Felix vom Rath begegnet, der ihm das Gemälde DREI REITER AM STRAND IN TAHITI stolz präsentierte. Jawlensky war von dem Bild durchaus angetan, die Begegnung blieb jedoch ohne Folgen für seine damalige Malerei. Durch einen Mittelsmann, dem NABIS-MALER und Ordensbruder, Willibrord (Jan) Verkade erhielt 1907 Jawlensky einen tieferen Einblick in die Kunst Gauguins. Verkade hatte über seinen Landsmann, den holländischen Maler Meyer de Haan in Paris zuerst Gauguin, dann dessen Schüler Paul Sérusier kennengelernt und wurde bald darauf in den Kreis der NABIS-MALER aufgenommen. Sérusier war, so berichtet Verkade in seinem Buch DIE UNRUHE ZU GOTT der Hauptapostel und Exeget Gauguins. „Keiner hatte die gesunden Kunstprinzipien dieses Bahnbrechers so gut erfaßt wie er. Es war ihm gelungen, in der privaten Malerakademie ‚Julian' eine Gruppe junger Künstler für seinen Meister zu interessieren. In kurzer Zeit bildeten sie einen Freundschaftskreis, der seine wöchentliche Versammlung am Samstag nachmittag im Atelier eines der Mitglieder, Paul Ranson, abhielt. Diese Freunde nannten sich ‚Nabis', d.h. Propheten, halb aus Scherz, halb aus Ernst: wollten sie doch in Wort und Tat Verkündiger einer neuen Kunstrichtung sein."[26]

Durch Meyer de Haan wurde Verkade ebenfalls mit den literarischen Vertretern des Symbolismus bekannt und nahm hin und wieder an den Sitzungen im Café Voltaire teil. Dort traf er mit Dichtern wie Stephane Mallarmé, Jean Moreas oder Paul Verlaine zusammen. Verkade war begierig, die neuen Ideen faszinierten ihn. Er durfte in Sérusiers Atelier arbeiten und erfuhr die wesentlichen Aspekte der Bildästhetik Gauguins. Dieser zeigte sich bei einer weiteren Begegnung von den Arbeiten Verkades angenehm überrascht und gab ihm den Rat, in der Malerei nicht zu geschickt zu sein und nicht zu flunkern.

Aus den Worten Verkades erfahren wir noch einiges mehr über den späteren Aussteiger: „Gauguin haßte in der Malerei das sklavische Abmalen der Natur und stand schon zur

Zeit, da ich ihn kennen lernte, in einem gewissen Gegensatz zum Impressionismus. Zwar ging auch er von der sinnlichen Wahrnehmung aus; er lehrte aber, der Natureindruck müsse sich vermählen mit dem ästhetischen Erkennen, das wählt, ordnet, vereinfacht und zusammenfaßt. Der Maler dürfe nicht ruhen, bis er das Kindlein seiner Vorstellung, das sein Geist im Liebesbund mit der Wirklichkeit gezeugt, zur Freude aller, die es sehen, in bildhafter Ausgestaltung wiedergeboren habe. Eine doppelte Geburt bedinge also das Kunstwerk: eine Geburt im Geiste und eine Geburt im Stoffe. Letztere könne aber nur durch Anwendung der ewigen Gesetze der künstlerischen Darstellung, die uns fremde und eigene Erfahrung oder Intuition vermitteln müssen, glücklich zustande kommen. Und wenn Gauguin auf logischen Aufbau der Komposition, auf harmonische Verteilung der hellen und dunklen Farbflecken, auf Vereinfachung der Formen und Verhältnisse zu einer kräftigen, sprechenden Silhouettenwirkung (wozu die Unterdrückung des Gegensatzes von Licht und Schatten mitwirken sollte) drang und als echter Kolorißt viel auf leuchtende, klar umschriebene Farben hielt, so zeigte er damit, daß er die wichtigsten Ausdrucksmittel der Malerei kannte und bei den Künstlern aller Zeiten in die Lehre gegangen war."

In bezug auf die Verwendung von Farben lehrte Gauguin seinen Schülern, daß sie anfangs nur fünf bis sechs Farben gebrauchen sollten: Preußischblau, Krapplackrot, Zinnober, Chromgelb oder Kadmium, gelben Ocker und Weiß. In Jawlenskys Werk finden sich bis 1914 immer wieder Hinweise, die auf Bildprinzipien Gauguins zurückgehen. Verkade war offensichtlich ein hervorragender Vermittler. Der Ordensmann kam 1906 nach München, um sich im figürlichen Zeichnen weiterzubilden. Nach eigenen Worten traf er erst im Februar 1907 mit Jawlensky zusammen, als dieser die Ausstellung des impressionistisch arbeitenden Malers Curt Hermann im Münchner Kunstverein besuchte. Jawlensky, charmant wie immer, lud Verkade ein, ihn in seinem Atelier aufzusuchen. In seinem zweiten Buch Der Antrieb ins Vollkommene beschrieb Verkade seine erneute Begegnung mit dem neuen Kollegen: „Ich war nicht wenig überrascht, als ich Sonntags darauf im geräumigen Atelier Jawlenskys in der Giselastraße stand. An einer Wand hingen eine Reihe sehr farbiger Landschaften und Stilleben,

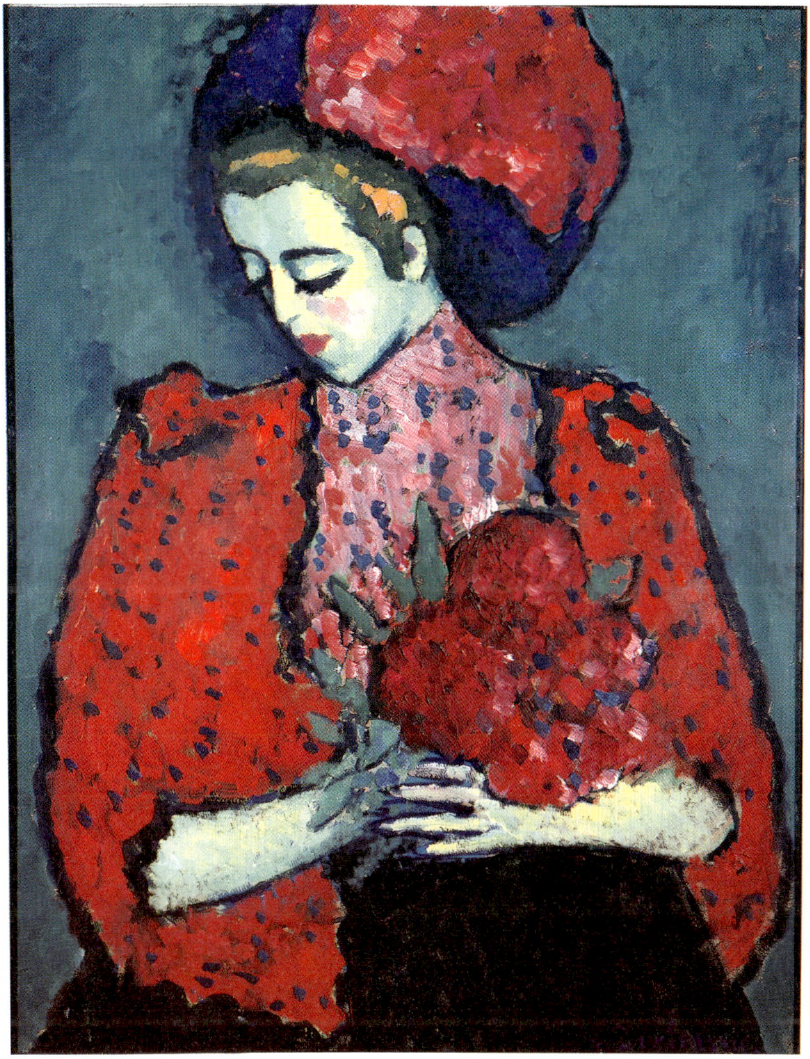

Mädchen mit Pfingstrosen ca. 1909

die von einem starken Temperament zeugten. Gleichgesinnte, wurden wir sofort Freunde und hatten Spaß aneinander. Ich habe selten in meinem Leben jemand kennengelernt, der ein so vortreffliches Urteil über Kunst hatte wie Jawlensky, der so sicher immer das Beste auszuwählen wußte und solch eine feine Spürnase für das Nächstkommende in der Malerei besaß. Mein neuer Freund war ein lieber, taktvoll-bescheidener Mensch, der das Natürlich-Naive der russischen Seele unverfälscht bewahrt hatte. Er besaß einen gesunden Sinn für die Freuden des Lebens. Die Kunst ging ihm jedoch über alles. Diese aber, richtig geübt, bewahrt und macht weise. Von jenem Tag an arbeitete ich öfters in dem Atelier des Russen. Das Beste, was ich in meiner Münchener Zeit gemalt habe, ist dort entstanden."[27]

Mit dem neuen Freund diskutierte Jawlensky nicht nur, in der freien Zeit besuchten sie auch Ausstellungen, u. a. bei Brakl und Thannhauser, um dort Werke von Toulouse-Lautrec oder Cézanne zu sehen. Auch wurde Verkade Zeuge des Kaufs eines van Gogh-Bildes Jawlenskys, der seine Leidenschaft für den zu Lebzeiten verkannten Künstler offenbar kaum zu zügeln wußte. Das kleine Gemälde von 1890 Das Haus des Père Pilon zu erwerben, war für Jawlensky nur durch ein Entgegenkommen der Witwe des Bruders Theo möglich. So dankte er Johanna van Gogh-Bonger mit folgenden Worten: „ ... Van Gogh ist mir Lehrer und ein Vorbild gewesen. Als Mensch und Künstler ist er mir theuer und lieb. Etwas von seiner Hand zu besitzen, war seit Jahren mein heißer Wunsch. In Paris und in Arles habe ich nach seinen Werken gesucht, aber zwischen mir und meinen Lieblingen stand immer die ominöse Geldfrage. Heuer habe ich meine besten Bilder günstig verkauft und das Geld soll keine bessere Anwendung haben, als mir das zu verschaffen, wonach ich mich so ernst sehnte. Da ich das Geld auch nur rathenweise bekomme, so war mir ihre Einwilligung die einzige Möglichkeit zu einem Van Gogh zu kommen. Danke nochmals von ganzem Herzen. Nie war ein Werk ihres seligen Schwagers in pietätvollere Hände geraten..."[28]

Das kleine Gemälde, nun Stolz der Sammlung Jawlenskys, blieb bei dem Künstler bis 1925. Dann mußte er das Werk aus wirtschaftlichen Gründen verkaufen. Der Kauf eines Bildes war 1908 erst möglich, wie er in einem Brief schrieb, obwohl der Wunsch, ein Gemälde van Goghs zu besitzen, schon seit 1903/4 existierte, also in einer Zeit, in der Jawlensky sich an die Kunst des Holländers eng anlehnte. Jetzt näherte sich Jawlensky durch Verkade dem CLOISONNISMUS Gauguins, der – formal gesehen – genau das Gegenteil der van Goghschen Malerei war. Der bekannte Bilderstreit der beiden Freunde und Kontrahenten, van Gogh und Gauguin, im ATELIER DES SÜDENS in Arles ist bekannt und bestes Zeugnis von der gegensätzlichen künstlerischen Position beider.

CLOISONNISMUS, ein Begriff, der sich vom Zellenschmelzverfahren ableitet, meint in bezug auf die Kunst Gauguins nichts anderes, als die Einbindung von Farbflächen in eine sie umgebende Kontur. Gauguins Synthese, wie Verkade sie Jawlensky vermittelte, bedeutete eben auch das: einen klaren, d.h. ‚logischen' bzw. vernunftsbezogenen Aufbau der Komposition, Vereinfachung der Formen, ihre Gestaltung als gerahmte Parzellen, sowie harmonische Verteilung von Hell und Dunkel. In Jawlenskys Werken der Jahre 1907 bis 1914 findet – nahezu durchgehend – diese Formverknappung statt (Seite 45). Von den Gauguinschen Bildvorstellungen übernahm Jawlensky lediglich diejenigen, die seiner Malerei förderlich waren, so finden wir in seinem Werk keinerlei Hinweise auf symbolistische Inhalte, die in der französischen Kunst eine nicht geringe Rolle spielten. Von Jawlensky hörten seine Münchner Malerfreunde in Murnau nur das, was ihn unter einem pragmatischen Aspekt beschäftigte. Das Zauberwort der Murnauer Sommer hieß SYNTHESE.

Was Jawlensky unter Synthese verstand, hat Gabriele Münter – auf ihre eigene Kunst bezogen – in knappen Worten so wiedergegeben: „Ich habe da nach einer kurzen Zeit der Qual einen großen Sprung gemacht – vom Naturabmalen – mehr oder weniger impressionistisch – zum Fühlen eines Inhalts, zum Abstrahieren – zum Geben eines Extraktes... Es war eine schöne, interessante, freudige Arbeitszeit mit vielen Gesprächen mit den begeisterten ‚Giselisten'. Ich zeigte Jawlensky besonders gern meine Arbeiten – einerseits lobte er gern und viel – andrerseits erklärte er mir auch manches, gab mir von seinem Erlebten und Erworbenen und sprach von ‚Synthes'."[29]

Jawlensky war in der Tat der Fortgeschrittenste innerhalb der Münchner Vierergruppe, die sich 1908 zur Sommerzeit in Murnau das erste Mal als Gruppe aufhielt. Durch seine akademische Ausbildung sowie intensive Auseinandersetzung mit Vorbildern und den bis dahin unternommenen Reisen zu den Kunstzentren, verfügte Jawlensky über einen reichen Erfahrungsschatz, den er mit Begeisterung Kandinsky, Münter und Werefkin mitteilte. An die Murnauer Zeit erinnerte sich auch Kandinsky gern, der 1934 an seinen Landsmann schrieb: „Ich habe damals viel von Ihnen gelernt und werde Ihnen dafür immer tief dankbar sein."[30]

Jawlenskys Begriff von Synthese bedeutete ganz im Sinne von Matisse, daß nicht mehr sklavisch die Natur abgemalt werden sollte, sondern sie zu interpretieren sei. Der Eindruck, den man vor dem Motiv erhielt, verschränkte sich mit der dem Maler eigenen Intuition. So ist Jawlenskys Synthese eine ausschließlich intuitive, durch Erfahrung und Kenntnis zustandegekommene. Kandinskys Begriff von Kunst hingegen unterschied sich grundsätzlich, wie seine schon 1909 gemalten Bilder zeigten. Seine Landschaftsbilder waren nicht mehr nur Ausdruck von Natur, sie enthielten jetzt auch Chiffren, waren durchsetzt mit geheimnisvollen Reitern, Booten, Menschengruppen, Architekturfragmenten usw. , die in bezug auf ein Geistiges ihren Bildsinn erhielten – häufig begegnet man in diesen Werken eschatologischen Themen.

Für Jawlensky hatte solch ein Bildprogramm keine Bedeutung. Ihm waren die theosophischen Lehren Rudolf Stei-

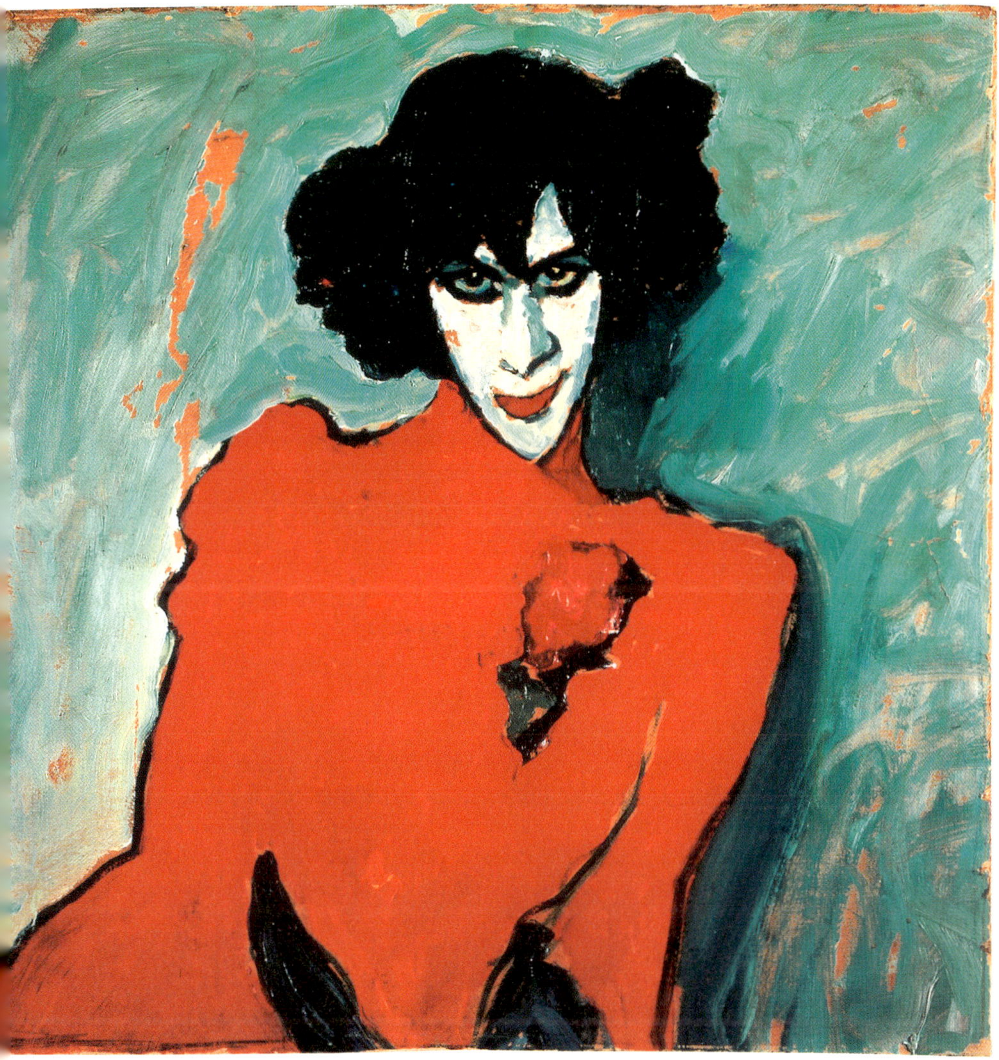

Bildnis des Tänzers Sacharoff ca. 1909

ners, die Kandinskys Kunst beinflussten, nicht unbekannt, ja, er hatte sogar kurz in Kontakt mit ihm gestanden, doch ging der spirituelle Funke hier nicht über. Während Kandinsky seine Landschaften allmählich entwirklichen, d.h. transzendieren sollte, steigerte Jawlensky mittels gewaltiger Farbkontraste die Ausdrucksfähigkeit seiner naturbezogenen Bilder – zwei unterschiedliche Denkweisen und Bildkonzepte.

Die anläßlich der verschiedenen Murnau-Aufenthalte enstandenen Gemälde zeigen Jawlenskys Vorstellungen von SYNTHESE: einen wiederaufbrechenden Fauvismus, der durch Gauguinsche Elemente geordnet wird. Bilder wie STILLEBEN MIT LAMPE (Seite 53) zeigen eine kontrastreiche Farbgebung, die gleichsam im letzten Augenblick durch die Anbringung einer Kontur nicht vollends auseinanderbricht. Im Bildnis des befreundeten Tänzers Sacharoff – zweifellos eines seiner herausragenden Werke überhaupt – erreicht die koloristische Meisterschaft Jawlenskys olympische Höhen (Seite 61). Zwei Hauptfarben, Türkis und Rot, dominieren! Der geschlechtslos wirkende Tänzer mit überhelltem Teint und morbide-dämonischem Blick durchbohrt regelrecht die ihn betrachtende Person. Diese Farbmalerei Jawlenskys lebt von ihrer starken Unmittelbarkeit der Bildwirkung. Das ist ihr Geheimnis und zugleich ihre Stärke.

Die vierte im Bunde in Murnau, Marianne von Werefkin, spielte im ersten gemeinsamen Sommer eine eher ordnende Rolle. Auf intellektuellem Niveau war die Werefkin kaum schlagbar, in Gesprächen koalierte sie mit ihrem liebsten Diskussionspartner: Kandinsky. Doch Anspruch und Wirklichkeit lagen sehr weit auseinander, wenn man beider Kunst sich vor Augen führt, ganz abgesehen von Jawlenskys glühenden Landschaften. Erst drei Jahre vorher hatte sie ihre selbsterlegte Malpause beendet und malte jetzt auch Landschaften, die sich allerdings sehr von denen der anderen unterschieden. Keinerlei Faszination dem Gesehenen, der Natur gegenüber wie bei Münter oder Jawlensky, im Gegenteil: ein eher verquältes Bildprogramm, keinerlei Sinnenfreude, eine von gedanklicher Last heruntergedrückte Malerei mit dämonischen Gewichten. Menschentypen im Bild, die leblos aneinandergereiht werden, die Landschaft selbst traumatisch mit aberwitziger Perspektive, Farbkontraste, die hart aneinander stoßen, eine insgesamt surreale Bildwelt ohne Sonnenschein. Ihre malerischen Möglichkeiten waren offensichtlich zu gering, um die in ihren Tagebüchern sehnsüchtig ausgerufenen hehren Ziele zu verwirklichen.

Sie spielte allerdings perfekt die Rolle der Grande Dame in der bayerischen Metropole. Kein Künstler von Bedeutung, kein Literat oder Musiker der Münchner Kunstszene, der ihren Salon nicht kannte bzw. hier verkehrte. Ein Freund Jawlenskys, der ehemalige Offizier und Maler Wladimir von Bechtejeff, hat diesen Salon und ihre Protagonistin mit treffenden Worten beschrieben: „Marianna Wladimirowa (Werefkina) war eine außerordentliche Frau, die über eine innere Welt verfügte, fern des Alltäglichen und der gesellschaftlichen Konventionen, was sich am Zusammenleben mit Jawlensky zeigte. Durch Erziehung einem mondänen Milieu verbunden, pflegte sie die entsprechenden Verbindungen. Zu ihren engsten Münchner Freunden gehörte Nik. Stolpine, erster Botschaftssekretär, und seine Frau, die ‚dicke Lilli', sowie die aus Rußland stammende Gräfin Hollenstein. Durch sie wurde Werefkin in die Gesellschaft anderer Aristokraten eingeführt, die sich für Kunst interessierten. In ihrem rosafarbenen Salon oder in dem benachbarten großen Raum, der als Schlafzimmer oder Atelier diente, empfing sie fast alle Berühmtheiten, die auf der Durchreise waren. Es war dort, wo ich Pawlowa, Nijinsky, Diaghilev und selbst Eleonara Duse traf. Die ausgesprochen intellektuelle und künstlerische Atmosphäre dieses Hauses, geschaffen durch die überragende Klugheit Werefkins und die glänzenden Gaben Jawlenskys, zog talentierte Menschen an. Für mich aber war es vor allem ein gastfreundliches Haus, wo ich warmherziges Wohlwollen und aufrichtiges Interesse für meine Arbeit fand. Das beruhigte und unterstützte mich. Im Atelier Jawlenskys (am Ende des Korridors rechts, gegenüber Werefkins Zimmer) trafen sich häufig viele Maler. – War Werefkin schön ? – Nein, es wäre verfehlt, sie schön zu nennen, aber sie hatte Charme, sie war originell und nicht ohne Verrücktheiten, und sie erweckte Interesse und Enthusiasmus durch ihren brillanten Geist."[31]

Eine ähnliche Einschätzung der Person Werefkins hören wir auch aus den Worten Gustav Paulis, dem damaligen Direktor der Bremer Kunsthalle. Um ihren „... Teetisch sammelte sich täglich das Grüpplein der Getreuen, meist russische Künstler, u. a. auch der Tänzer Sacharoff, und ihrer Münchner Freunde, eine ziemlich bunte Gesellschaft, in der sich die bayerische Aristokratie mit dem fahrenden Volk der internationalen Boheme begegnete... Nie wieder habe ich eine Gesellschaft kennengelernt, die mit solchen Spannungen geladen war. Das Zentrum, gewissermaßen die Sendestelle der fast physisch spürbaren Kräftewellen, war die Baronin. Die zierlich gebaute Frau mit den großen Augen, den vollen roten Lippen und der infolge eines Jagdunfalls verkrüppelten linken Hand, beherrschte nicht nur die Unterhaltung, sondern ihre ganze Umgebung... Über alle Fragen der Kunst und der Literatur, der alten wie der neuen, wurde ... mit unerhörtem Eifer und ebensoviel Geist debattiert – endlos, denn solche Gespräche, in denen sich die Zungen wetzten und die Köpfe erhitzen, kommen nie zum Schluß."[32]

Die ausführlichste Beschreibung der bunten Welt des Werefkinschen Salons verdanken wir der Frau August Mackes, Elisabeth Erdmann-Macke. In ihrem Buch ERINNERUNGEN AN AUGUST MACKE schildert sie ihren Besuch des Salons, der auf sie einen nachhaltigen Eindruck hinterließ. Auch erfahren wir etwas von der familiären Situation:

„In München besuchten wir den Maler Alexej von Jawlensky. Er gehörte neben Bechtejeff, Erbslöh und Kanoldt zur Neuen Vereinigung zusammen mit der ihm befreundeten Kollegin Marianne von Werefkin. Sie hatten zwei Atelierwohnungen auf dem gleichen Stock inne. Es war ein seltsames Milieu, ein Durcheinander von altmodischen Teppichen, Stickereien und Fotografien von Ahnen. Beide stammten aus altem Adel, der Bruder der Werefkin war vor dem Kriege Gouverneur von Wilna. Sie war eine ungemein temperamentvolle starke Persönlichkeit, voll revolutionären Geistes gegen alles Laue und Ängstliche. Wir sahen sie zuerst, als wir in Jawlenskys Atelier eintraten, sie kehrte uns den Rücken zu, eine schmale hochgewachsene Gestalt mit knallroter Bluse, einem dunklen Rock und schwarzem Lackgürtel, im Haar eine breite Taftschleife. Man glaubte,

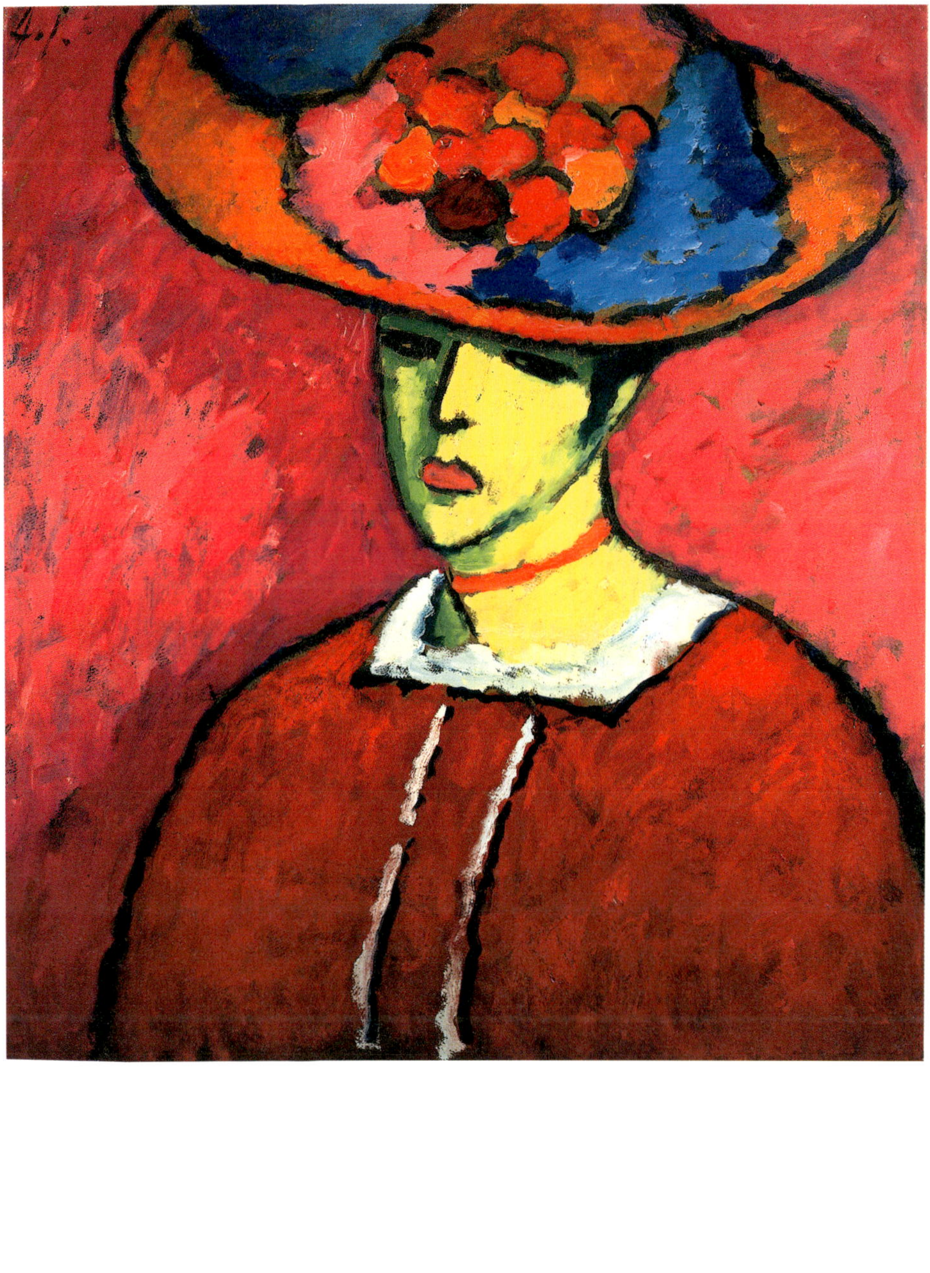

Schokko mit Tellerhut ca. 1910

ein junges Mädchen stünde da. Als sie sich umdrehte, sah man das vom Leben geprägte ausdrucksvolle Gesicht einer alternden Frau, die wenn sie in Begeisterung geriet, mit ihrer rechten Hand, an der ein Mittelfinger fehlte – er war ihr einmal abgeschossen, wie es hieß –, drohend in der Luft herumgestikulierte. Sie lebten damals in großer Freundschaft miteinander, sie hatte wohl auch die Geldmittel, die zu dem unbekümmerten Künstlerleben nötig waren, aber sie hatte auch die Herrschaft im Hause, sie bestimmte, und nach ihrem Willen mußte alles gehen... In einem kleinen Nebenzimmer lebte Hélène, eine junge hübsche Person, die still und unbemerkt den Haushalt versorgte und alle täglichen Arbeiten verrichtete, aber nie mit am Tisch saß, wenn Gäste anwesend waren. In dem kleinen Zimmer stand ein Feldbett, eine Nähmaschine, ein Kinderpult, und es waren viele bunte Kinderzeichnungen mit Reißnägeln an der Wand befestigt. Der kleine André, damals sechs Jahre alt, der ‚Neffe' von Jawlensky, in Wahrheit sein und Hélènes Sohn, hatte sie gemalt, Jawlensky zeigte sie uns in Anwesenheit des Jungen mit großem Stolz, aber ein wenig lag immer ein Geheimnis über diesen drei Menschen und ihrer Zugehörigkeit zueinander. Jawlensky selbst war ein ungemein symphatischer Mensch voll Güte und Zartheit, ein vollendeter Kavalier, früherer Offizier mit viel Tradition. Ich sehe ihn heute noch den Tee eingießen und seine Gäste betreuen und uns seine große Sammlung von alten Glasbildern, die eine ganze Wand seines Ateliers bedeckten, zeigen. Er malte damals großformatige, starkfarbige Bilder, als Modell saß ihm oft der Tänzer Sacharoff, den er zu diesem Zweck als Frau und Spanierin mit Fächer und Mantilla verkleidete."[33]

Der erste gemeinsame Sommer in Murnau, die angeregten bisweilen hitzigen Gespräche im Salon, brachten die vier Freunde auf den Gedanken, eine Künstlergruppe zu gründen. Wer als erster diesen Einfall hatte, ist nicht bekannt. Wichtig war es für alle, ihre Werke einem größeren Publikum vorzustellen. Außer Kandinsky, der als Maler, Lehrer und Ausstellungsorganisator bereits einen Ruf in der Münchner Szene innehatte, waren die Werke der anderen drei aus unterschiedlichen Gründen wenig bekannt: die Werefkin hatte erst vor kurzer Zeit ihre Malerei wiederaufgenommen, Münter war mit ihren Werken noch nicht an die große Öffentlichkeit getreten und Jawlensky hatte erst gelegentlich ausgestellt.

Es wurden weitere Kollegen und Freunde gewonnen, die von der Idee begeistert waren, zuerst kamen die Maler Adolf Erbslöh, Alexander Kanoldt sowie die ‚Theoretiker', d.h. Kunstliebhaber Oskar Wittenstein und Heinz Schnabel hinzu, im Laufe des Jahres 1909 wuchs die Gruppe um Paul Baum, Wladimir von Bechtejeff, Erma Bossi, Emmi Dresler, Robert Eckert, Moyssey Kogan, Alfred Kubin, Pierre Girieud, Karl Hofer und Carla Pohle an. Für den Vorsitz hatten Werefkin, Kanoldt und Erbslöh Jawlensky vorgeschlagen, der allerdings ablehnte, die Geschäfte der Gruppe zu leiten. So wurde der erfahrene Organisator Kandinsky, der von 1901 bis 1904 seine PHALANX-Ausstellungen mit internationalen Künstlern realisiert hatte, der erste und Jawlensky der zweite Vorsitzende; die NEUE KÜNSTLERVEREINIGUNG MÜNCHEN (NKVM) wurde am 22. Januar 1909 ins Vereinsregister eingetragen.

Jawlensky und Kandinsky waren die am meisten fortgeschrittenen unter den Münchner Freunden, das Spektrum der Gruppe reichte vom Pointillismus bis Symbolismus – ein durchaus mutiges Unternehmen. In der Einleitung des Gründungszirkulars wurden unzweideutig Gedanken von Jawlensky und Kandinsky wiedergegeben: „Wir gehen von dem Gedanken aus, daß der Künstler außer den Eindrücken, die er von der äußeren Welt, der Natur, erhält, fortwährend in einer inneren Welt Erlebnisse sammelt; und das Suchen nach künstlerischen Formen, welche die gegenseitige Durchdringung dieser sämtlichen Erlebnisse zum Ausdruck bringen sollen – nach Formen, die von allem

Nebensächlichen befreit sein müssen, um nur das Notwendige stark zum Ausdruck zu bringen – , kurz das Streben nach künstlerischer Synthese, dies scheint uns eine Losung, die gegenwärtig wieder immer mehr Künstler geistig vereint. Durch die Gründung unserer Vereinigung hoffen wir diesen geistigen Beziehungen unter Künstlern eine materielle Form zu geben, die Gelegenheit schaffen wird, mit vereinten Kräften zur Öffentlichkeit zu sprechen."[34]

Im gleichen Jahr noch stellte die stolze Vereinigung aus. Vom 1.–15. Dezember wurden 128 Werke in der Modernen Galerie Thannhauser, Theatinerstraße 7, München gezeigt. Thannhauser, anfänglich gar nicht begeistert von der Idee, diese Newcomer auszustellen, ließ sich vom Münchner Museumsdirektor, Hugo von Tschudi, letztlich überzeugen. Von Jawlensky waren elf Gemälde zu sehen, unter ihnen das Sacharoff-Bildnis DIE WEISSE FEDER. Ein kleiner Katalog mit einem Auszug aus dem Gründungszirkular begleitete die Ausstellung, die – ohne die Werke Baums – auf Deutschland-Tournee ging. Die Preise bewegten sich im Spektrum von 10 bis 3000 Mark. Bis auf wenige Ausnahmen waren alle verkäuflich. Die Jawlensky-Preise lagen zwischen 500 und 1200 Mark. Für ein herausragendes Werk wie DIE WEISSE FEDER mußte man die Höchstsumme zahlen. Kandinsky verlangte 50 bis 3000, Werefkin 100 bis 700 und Münters Preise lagen bei 200 bis 300 Mark.[35]

Wie nicht anders zu erwarten, wurden die ersten beiden Ausstellungen furchtbar von der Kritik verrissen, eine Kritik, die ohne Zweifel konservativ ausgerichtet war und mit modernen Ideen wenig verbinden konnte. Ein Künstlerulk ohne Humor, so rezensierte ein heute unbekannter H. Eßwein die erste Präsentation der Gruppe: „Die Ausstellung der ‚Neuen Künstlervereinigung München', von der ich hier rede, steht nämlich unter dem finsteren Zeichen einer quälend unfreiwilligen Komik jener Art herzbrechender Lächerlichkeit, die in einigermaßen feinfühligen Menschen durchaus keine Freude wachruft, sondern eher Gefühle der Bestürzung und der Scham... Es ist nämlich nicht zu vergessen, daß das Bizarre, Pathologische der hier in Rede stehenden... Künstler für den perversen Geschmack gewisser brüchiger Schichten der mitteleuropäischen Gesellschaft von stärkster Anziehungskraft war, daß man sich in jenen

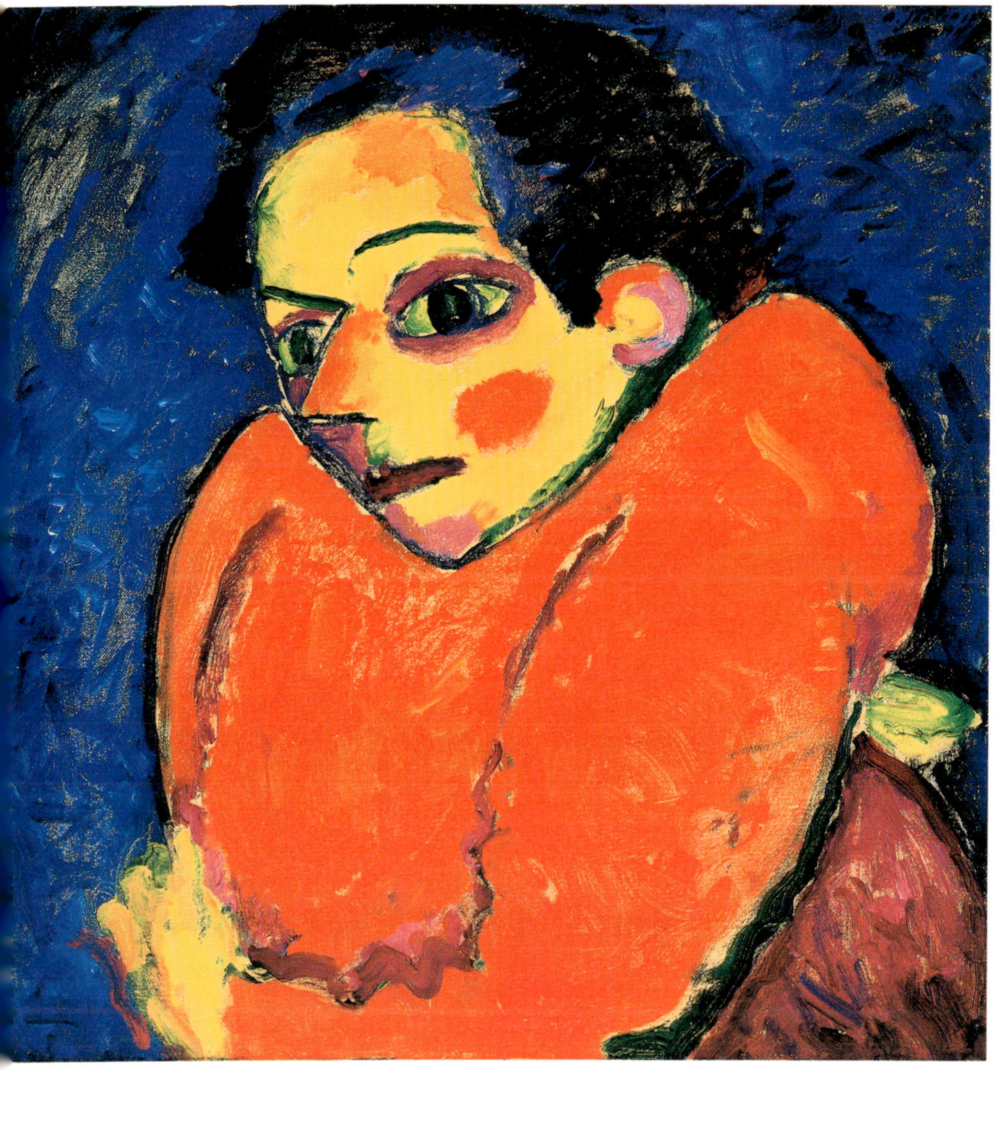

Der Buckel | 1911

Kreisen aus den Schriften eines geistvollen, aber viel zuwenig abwägenden Kunstbetrachters wie Meier-Gräfe narrischerweise das Recht herauslas, aus gewissen Seltsamkeiten tragischer Ingenien eine läppische Mode zurechtzumachen. Spekulieren die Herrschaften... in dieser Beziehung? Haben sie von Herrn Henri Matisse in Paris gehört, dessen Sudeleien von verrückten Amerikanern schon angekauft werden, ehe sie noch das Licht der Welt erblickt haben?...“[36]

Zur zweiten Ausstellung, die elf Gemälde von Jawlensky zeigte, lud die NKVM eine Reihe internationaler Maler ein, unter ihnen Georges Braque, André Derain, Kees van Dongen, Henri Le Fauconnier, Pablo Picasso, Georges Rouault, Maurice de Vlaminck, Dimitrij und Wladimir Burljuk. Sie fand wieder bei Thannhauser statt, der offensichtlich seine Bedenken, die er noch beim ersten Mal hatte, nun gänzlich überwunden zu haben schien. Nach München war sie ebenfalls in Karlsruhe, Mannheim, Hagen, Berlin und Dresden zu sehen. Im Katalog schrieben Le Fauconnier, die Burljuks, Kandinsky und Odilon Redon. Kandinsky, der seine wichtigen Gemälde KOMPOSITION 2, IMPROVISATION 10 sowie KAHNFAHRT ausstellte, schrieb in der Dokumentation seine, für Nichteingeweihte vollends unverständlichen Gedanken nieder, die zugleich als Antwort auf die derbe Kritik von Eßwein u. a. verstanden werden konnten: „Schade um den, welcher die Macht hat, in den Mund der Kunst die nötigen Worte zu legen, und es nicht tut. Schade um den, welcher sein Seelenohr vom Munde der Kunst abwendet. Mensch spricht zum Übermenschlichen – die Sprache der Kunst.“[37]

Doch auch die internationale Präsenz in der NKVM verhinderte eine erneut scharfe Kritik nicht. Bekannt sind die Worte von Maximilian K. Rohe, dem Feuilleton-Chef der MÜNCHNER NEUESTE NACHRICHTEN: „Diese absurde Ausstellung zu erklären, gibt es nur zwei Möglichkeiten: entweder man nimmt an, daß die Mehrzahl der Mitglieder und Gäste der Vereinigung unheilbar irrsinnig ist, oder aber, daß man es mit schamlosen Bluffern zu tun hat, denen das Sensationsbedürfnis unserer Zeit nicht unbekannt ist und die die Konjunktur zu nutzen versuchen. Ich für meinen Teil neige, trotz gegenteiliger heiliger Versicherungen, letzterer Ansicht zu ... Man stellt nun nicht nur, um nur ja nicht in den Verdacht des Banausen zu kommen, jeden Unsinn aus und bewundert ihn, ja man kauft sogar, wie die Beispiele lehren um phantastische Preise ... Über die Ausstellung selbst kann ich mich nach dem Voranstehenden kurz fassen. Es genügt, glaube ich, wenn ich einige Sätze aus den Vorworten ... zitiere ... Wer solchen Galimathias (frz. Wortgewirr) schreibt, von dem wird man auch ohne weiteres glauben, daß er Stuß malt. ‚Synthese', eines der Schlagwörter dieser Münchner Vereinigung östlicher Europäer, ist hier voll realisiert. Einmal ist ihre Ausstellung, als Ganzes genommen, konzentrierter Unsinn, dann aber findet man außerdem noch eine Synthese aus sämtlichen Unzulänglichkeiten und nichts weniger als entwicklungsfähigen Manierismen der Kunst aller Völker und Zonen vor, von den kannibalischen Naturvölkern an bis herauf zu den Neupariser Decadents ..."[38]

Nach solchem Uppercut, hätte niemand in der NKVM vermutet, daß irgendein Rezensent einmal etwas Positives zu Papier bringen würde. Doch genau dies traf ein, die wohl einzig erfreuliche, zudem profunde Kritik kam von einem Künstler: Franz Marc. Er schrieb: „Gegenüber der allgemeinen Ablehnung, die die ‚Neue Künstlervereinigung' in München erfährt, ist es vielleicht angebracht, auch eine andere Stimme und Meinung laut werden zu lassen. – An etwas stößt sich hier das Publikum augenscheinlich: es sucht Staffeleikunst und wird nervös und zweiflerisch, wenn es kaum ein reines Staffeleibild von gewohntem Stil in dieser Ausstellung findet. Bei allen Bildern ist noch ein Plus im Spiel, das ihm die reine Freude nimmt, aber jedesmal den Hauptwert des Werkes ausmacht... Die völlig vergeistigte und entmaterialisierte Innerlichkeit der Empfindung, der im ‚Bilde' beizukommen unsre Väter, die Künstler des 19. Jahrhunderts, nie auch nur versuchten. Dies kühne Unterfangen, die ‚Materie', an der sich der Impressionismus festgebissen hat, zu vergeistigen, ist eine notwendige Reaktion, die in Pont-Aven unter Gauguin begann und bereits unzählige Versuche aufweist. Was bei diesem Neuen, das die ‚neue Künstlervereinigung' macht, uns so aussichtsreich erscheint, ist, daß ihre Bilder neben ihrem aufs höchste vergeistigten Sinn höchst wertvolle Exempel für Raumaufteilung, Rhythmus und Farbentheorie enthalten... Wir sollten mitthun und helfen und nicht durch blödes Gelächter entmutigen. Die Art, wie das Münchner Publikum die Ausstellung abthut, hat fast etwas Erheiterndes. Man benimmt sich, wie wenn es vereinzelte Auswüchse kranker Gehirne seien, während es schlichte und herbe Anfänge auf einem noch unbebauten Lande sind. Weiß man nicht, daß an allen Enden Europas heute der gleiche, neuschaffende Geist tätig ist, trotzig und bewußt?"[39]

Marc wurde begeistert in den Reihen der NKVM aufgenommen. Adolf Erbslöh bat den Künstler, seinen Brief in einem Mannheimer Blatt zu veröffentlichen, wo die Gruppe demnächst ausstellen werde. Auch wurde er gebeten zu erlauben, daß im Katalog seine Sicht derjenigen von M. K. Rohe gegenübergestellt werde.

Doch verhinderte Marcs Eintritt nicht die große Krise, die der NKVM bevorstand und die man jetzt schon spüren konnte. Es war nicht einmal der Mißerfolg, den die Künstler in der Öffentlichkeit erhielten. Das mutig gestartete Unternehmen zeigte Risse genau da, wo sie auftreten mußten: in dem sehr unterschiedlichen Verständnis von Kunst. Die Auffassungen gingen sehr auseinander und bekanntlich genügt eine Bagatelle, das letzte gemeinschaftliche Band zu zerstören.

Marc sah die Differenzen kurz nach seinem Eintritt und ließ seinen Freund August Macke wissen, daß er, trotz einiger schwacher künstlerischer Positionen in der Gruppe, weiter machen werde. Nachdem Kandinsky im Januar 1911 den Vorsitz niedergelegt hatte und die Krise um die Zukunft der Vereinigung sich ausweitete, schrieb einige Monate später Marc an Macke. „Mein lieber August Vonderfarbe, gerade in Anbetracht Deiner etwas schwankenden Gefühle vor der ‚Vereinigung' möchte ich Dir einiges erzählen, – VERWAHRE ES ABER IN DEINEM BUSEN. Ich mußte letzthin nach München zu einer Vorstandssitzung – Erbslöh, Kanoldt, Dr. Wittenstein und ich – und hatte Gelegenheit, die ‚Sommerarbeiten' Kanoldts zu sehen. Du kannst Dir gar nicht denken, wie deprimiert ich nach Hause kam. Weniger an sich die mangelnde Güte, – dieser Tropensommer könnte sich ja auf seine Produktionskraft geschlagen haben, sondern seine Gedankenrichtung; eine so lächerliche und gewöhnliche Nachäffung kubistischer Modeideen, daß man sich einfach

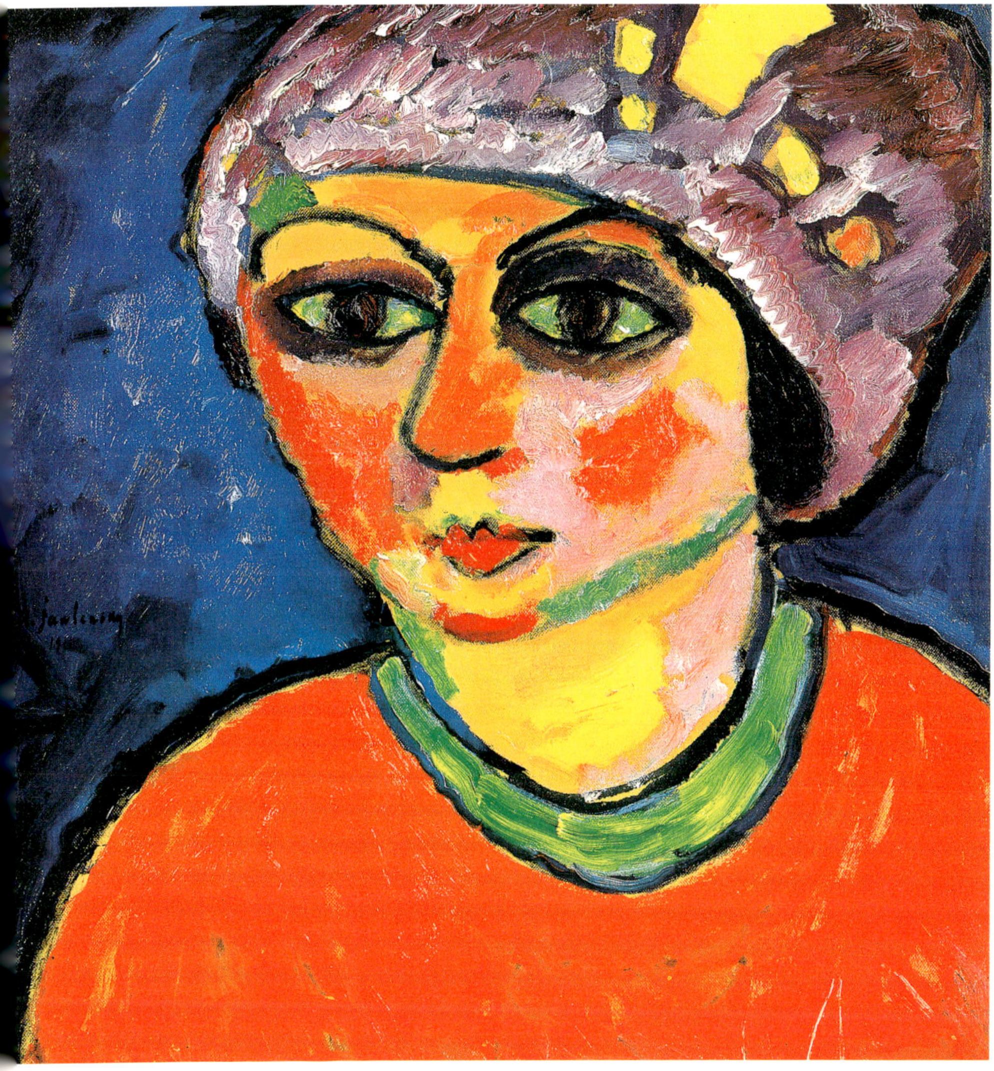

Violetter Turban 1911

blamiert, wenn man so etwas ausstellt. Von Erbslöh sah ich nichts; aber mir schwante nichts Gutes, als ich seine helle Begeisterung für die Kanoldtschen Sachen sah. (Ich sagte natürlich GAR NICHTS.) Ich schreibe Dir das alles, damit Du klar siehst, nicht aber, um Dir, mein Lieber, das Wegbleiben zu erleichtern. Im Gegenteil: Sieh doch zu, möglichst bald Dich zu uns zu schlagen, und zwar aus folgendem Grunde: Ich sehe mit Kandinsky, klar voraus, daß die nächste Jury (im Spätherbst) eine schauderhafte Auseinandersetzung geben wird und jetzt oder das nächstemal dann eine Spaltung, respektive Austritt der einen oder anderen Partei; und die Frage wird sein, welche BLEIBT. Wir WOLLEN die Vereinigung nicht aufgeben, sondern unfähige Mitglieder müssen eben raus. (Es ist meine feste Überzeugung, daß Kanoldt, Erbslöh, Kogan sich über kurz oder lang als unfähig erweisen werden.)“[40]

Und es kam zu jenem Eklat, der für Nichteingeweihte unverständlich erscheinen mag. Doch Künstlervereinigungen haben auch heute noch ihr sehr besonderes Innenleben, bisweilen aber auch ein sehr alltägliches Niveau. Am 1. und 2. Dezember tagte die Jury der NKVM, um Exponate zur dritten Ausstellung auszuwählen. Kandinskys grandiose KOMPOSTION V (DAS JÜNGSTE GERICHT) wurde ausjuriert mit dem Argument, daß das Werk die Ausstellungsbedingungen unterlaufen würde. Das Gemälde war mit einem Ausmaß von 190 x 275 cm schlichtweg zu groß und pikanterweise war es Kandinsky gewesen, der eine bestimmte Formatgröße seinerzeit in die Statuten aufgenommen hatte. Im vorherigen Jahr hatte man darüber hinweg gesehen, die Situation war nicht so angespannt gewesen. Kandinsky tappte also nicht in die eigene Falle, sondern ließ es diesmal darauf ankommen. Mit der Niederlegung des Vorsitzes einige Monate vorher – Erbslöh war nun erster Vorsitzender – hatte er für sich schon die Weichen gestellt.

Den Eklat, um nicht zu sagen: das Jurierungsduell hat Maria Marc dem befreundeten August Macke am nächsten Tag in einem Brief höchst anschaulich geschildert: „Du sollst einer der ersten sein, der die Veruneinigung der Vereinigung erfährt ... Ich will versuchen, Dir so kurz wie möglich den ‚Gang der Handlung‘ dieser Tragikomödie zu schildern ...

Donnerstag war Vorbesichtigung der Bilder für die Dezember-Ausstellung. – Freitag Jury. Donnerstag entspann sich ein anscheinend harmloser Streit über den Sinn der Jury; auf einer Seite Jawlensky, Werefkin, Franz (Kandinsky war nicht dabei) – gegen Erbslöh, Kanoldt, Wittenstein etc. , die nicht verstehen konnten, daß es sich bei der Jury nicht darum handeln kann, Bilder zu korrigieren, oder gar dem Künstler durch Ablehnung oder Annahme den Weg, den er gehen soll, vorzuschreiben, vielmehr höchstens, sich gegen ein Mitglied zu wenden, dessen Kunst aufhört, ernste ehrliche Wege zu gehen (Kitsch), eventuell noch Rücksichten auf Raummangel der jeweiligen Ausstellungen in Frage kommen könnten. Mittags erklärte Erbslöh den plötzlichen Austritt der Baronin (Werefkin) aus der Vereinigung mit der Begründung, daß es ihr unmöglich sei, einem Verein anzugehören und sich künstlerisch wohl und frei darin zu fühlen, in dem ihre klaren selbstverständlichen Tendenzen nicht verstanden würden – im Gegenteil so bornierte Ansichten herrschen, die sie nie begreifen, um was es sich in der Kunst handelt. Erbslöh schien sich dabei beruhigen zu wollen und über den Fall zur Tagesordnung übergehen zu wollen, wogegen Franz und Kandinsky protestierten und sofort zur Baronin gingen und ihr erklärten, daß auch sie sofort austreten würden, wenn sie nicht bleibe, und dann auch Jawlensky folgen müßte. Um das zu verhindern (weil es die Auflösung des Vereins bedeutet hätte), faßte sie den Beschluß, einzutreten mit der Bedingung vollständiger Juryfreiheit sämtlicher Werke. Dieser Bedingung entgegen trat sie aber wieder ein. – doch für Franz und Kandinsky ein völlig unbegreiflicher Schritt: Der Antrag der Juryfreiheit fiel infolgedessen, und die Jury begann. (Am Samstag früh – Freitag waren stundenlange Debatten gewesen – die Einzelheiten später mündlich.) Das war Samstag. An diesem Morgen erhielt Kandinsky einen Brief von ihr mit der Bitte, ‚sich über nichts zu wundern – und ALLES, was sich ereignen würde, STILLSCHWEIGEND hinzunehmen und volles Vertrauen zu ihr zu haben.‘ – Du kannst Dir die Spannung denken, es war ja das reine Theater. Aber nun kommt der tolle und aufregende Teil. – Die maßlos erregten Sitzungen Freitag früh – Freitag nachmittag waren schon vergangen, und nun kamen Samstag früh – Samstag nachmittag.

Erinnere Dich aber erst mal nebenbei der Frage, die Franz an dem Sonntag, wo wir alle bei Jawlensky waren, an die

Baronin richtete, was eigentlich der Paragraph in den Statuten bedeuten soll, der sich um die vier Quadratmeter für juryfreie Bilder kümmert. Die Baronin erklärte, er sei aufgestellt, ganz im Anfang – von KANDINSKY –, der sich gegen zu viel und große Bilder des früheren Mitglieds Palmiè wehren wollte. Aber es hätte niemals jemand darauf Bezug genommen. Franz könne also unbesorgt sein – jeder habe ZWEI JURYFREIE WERKE. Nun Samstag früh – Jury: alphabetisch Bechtejeff – Erbslöh etc. alles angenommen – KANDINSKY: er wollte juryfrei das große wunderbare Bild DAS JÜNGSTE GERICHT! Die Frage tauchte auf: wie groß?? Über 4 Quadratmeter!!! Ist gegen die von Kandinsky selbst aufgestellten Statuten, fällt infolgedessen UNTER DIE JURY – das Bild muß geholt werden – wird juriert und ... fällt DURCH. Großes Schweigen – dann steht Franz auf und erklärt — er tritt aus, weil er eine Majorität, welche einen solchen Urteilsfehler begeht, für nicht kompetent hält etc. etc. etc., worauf er heftig von der Baronin auf seinen Sitz zurückgezogen wird, die sagt: ‚Nicht so schnell Marc, erst hat Kandinsky das Recht, die Frage zu stellen, ‚warum' man das Bild ablehnt.' Kandinsky wird gerufen und erklärt sich dazu bereit. Peinliches Schweigen – dann stottert Erbslöh leichenblaß, es könne auch nach dem Alphabet gehen. (Bitte stelle Dir das plastisch vor, jetzt mußte jeder, der abgelehnt hat die Hand aufheben), also – Bechtejeff ist der erste. Der steht grün in der Ecke und brummt endlich: ‚Ich verstöhe es nicht', worauf die Baronin antwortet: ‚DAS IST KEIN GRUND, EIN BILD ABZULEHNEN', und dann hält sie eine wirklich wunderbare geistvolle Rede, die schließt mit einem emphatischen Händedruck mit Kandinsky, dem sie gratuliert zu einem solchen wundervollen Werk. Franz war ganz hingerissen (ihm hing ja schon das Maul schief vom Reden), die anderen waren alle furchtbar aufgeregt. Es wurde weiter examiniert – Erbslöh hielt es in gewundener Rede für Kunstgewerbe – Kanoldt fauchte wütend, nachdem er von Marc für inkompetent erklärt wäre, hätte er keine Veranlassung, sich zu äußern; die Doktoren Wittenstein, Schnabel etc. wurden nicht gefragt, weil Kandinsky gesagt hatte, daß ihn nur die Urteile der MALER interessierten, diejenigen der Doktoren wären ihm gleichgültig. Stell Dir das mal alles vor. – Es gab noch die verschiedenen Zwischenszenen. Dr. Schnabel sprang der Baronin beinah ins Gesicht und schrie und brüllte sie an, bis ihm die

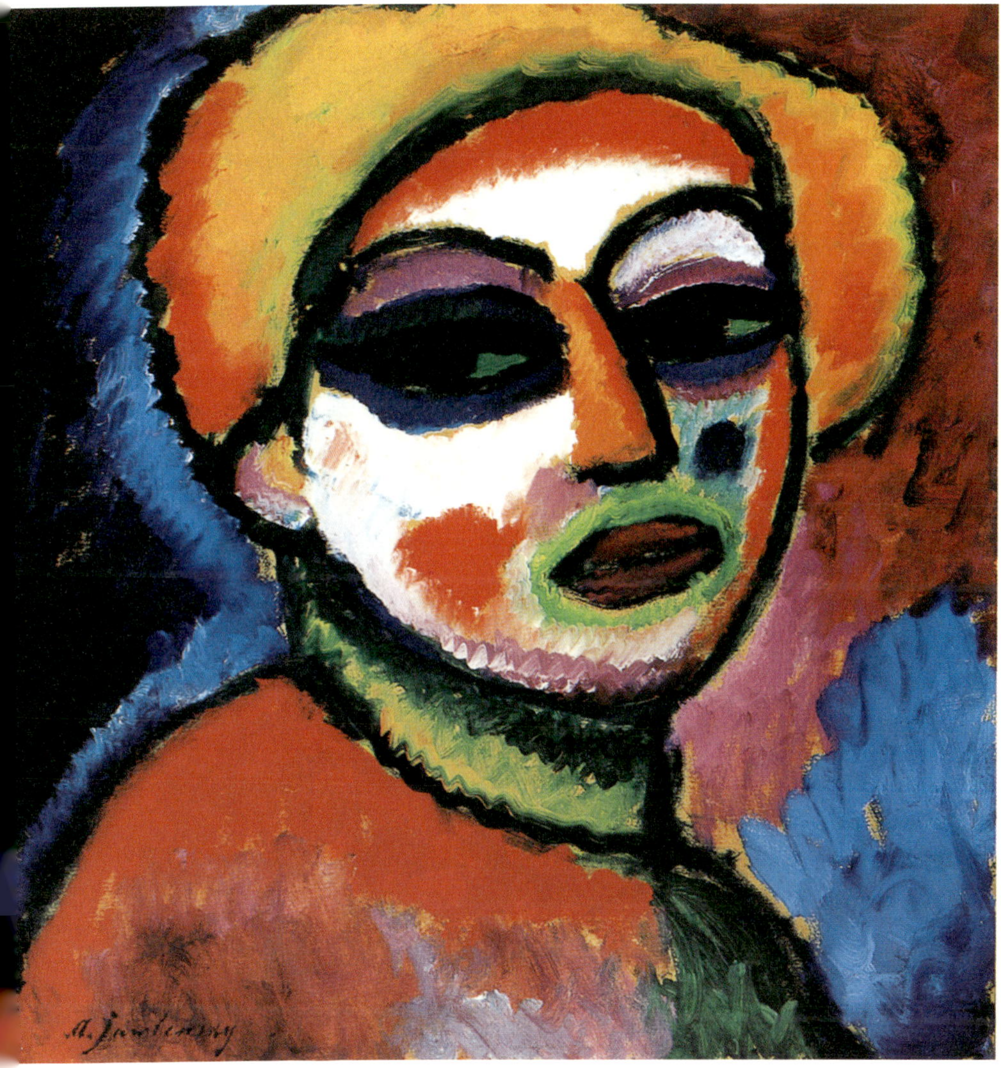

Blonde ca. 1911

drängte – vielleicht waren es auch die bereits aufgestreiften Ärmel von Franz. Erbslöh suchte und fand ein erlösendes Wort, indem er eine Nachjury in acht Tagen vorschlug; er versprach, ‚jeden Tag hinaufzugehen und das Bild zu prüfen, um sich klarzuwerden.‘ Dr. Schnabel erklärte ‚nein‘, von der Möglichkeit einer Nachjury stände nichts in den Statuten, und Franz sagte das hätte alles keinen Sinn, bei der bestehenden Kluft zwischen den Parteien würde nach acht Tagen auch nichts erzielt. Er beantragte eine außerordentliche Generalversammlung zur Änderung der Statuten, also biegen oder brechen. Diese tagte Samstag nachmittag. – Die Anträge Kandinsky, Franz, Münter, Jawlensky, Werefkin wurden natürlich überstimmt. Franz wollte noch einmal einlenken und fragte ruhig Erbslöh, wie es sich mit der Komposition der vorigen Ausstellung verhalten hatte – er hätte das Bild anfangs abgelehnt und später sehr bewundert. Erbslöh antwortete: ‚Ich habe eben meine Meinung in dem Jahr wieder geändert.‘ (Nebenbei gesagt war das Bild im vorigen Jahr nur fünf cm kleiner) Franz stellte nun den Antrag: ‚Diesmal ALLE BILDER JURYFREI, mit der Bemerkung im Katalog, daß der Versuch der Juryfreiheit gemacht sei etc. – er wurde überstimmt. Franz stellte den Antrag – alles beim alten bis auf die nie beachtete Bemerkung der vier Quadratmeter, die gestrichen werden sollte. Erbslöh gab zu, daß noch nie ein Mensch diese vier Quadratmeter beachtet hätte – bei der Abstimmung stimmte er trotzdem gegen den Antrag, der nun auch durchfiel. Darauf erklärten Kandinsky, Münter, Franz ihren Austritt und gingen fort. Die Gegenpartei hatte ihren Willen, aber die Baronin sagte, als die drei fort waren: ‚So, meine Herren, jetzt verlieren wir die beiden würdigsten Mitglieder, dazu ein wundervolles Bild, und wir selbst werden bald Schlafmützen auf dem Kopf haben.‘ Daß Jawlensky und die Baronin nicht mit austraten, hat persönliche, menschlich vollauf begreifliche Gründe, die wir respektieren. Sie haben sich vollkommen solidarisch mit unseren Ansichten erklärt, und die Baronin, die noch abends zu Kandinsky kam, ließ keinen Zweifel darüber, daß sie die Zukunft der Vereinigung für völlig verloren hält ...“[41]

Besonders Jawlensky und Werefkin waren mit Erbslöh befreundet und konnten aus Gründen der Rücksicht nicht zugleich mitaustreten. So richtete die NKVM nach überstandener Revolte ihre dritte und letzte Ausstellung in der Galerie Thannhauser aus. Waren bei der zweiten Ausstellung noch solch international bekannte Namen wie Georges Braque, André Derain, Kees van Dongen, Le Fauconnier, Pablo Picasso, Maurice de Vlaminck vertreten, so schrumpfte diese Darstellung in sich zusammen. Lediglich acht Künstler zeigten ihre (58) Werke: Erma Barrera-Bossi, Wladimir von Bechtejeff, Adolf Erbslöh, Pierre Girieud, Alexej von Jawlensky, Alexander Kanoldt, Moyssey Kogan und Marianne von Werefkin. Diese nun sollten sich nicht wenig wundern über eine Präsentation, die zeitgleich mit der ihren stattfand: die des BLAUEN REITERS! DER BLAUE REITER, von Kandinsky und Marc als Redaktionsgemeinschaft initiiert, stellte als lockere Vereinigung ebenfalls in der selben Galerie aus, zum ersten Mal vom 18. Dezember 1911 bis zum Januar 1912.

Den Unterschied zwischen beiden Gruppierungen legte Marc in klaren Worten dar: „Charakteristisch für die Künstler der ‚Vereinigung' war ihre starke Betonung des PROGRAMMS; einer lernte vom anderen; es war ein gemeinsamer Wetteifer, wer die Ideen am besten begriffen hatte. Man hörte wohl manchmal zu oft das Wort ‚Synthese'. Befreiend wirkten dann die jungen Franzosen und Russen, die als Gäste ausstellten. Sie gaben zu denken, und man begriff, daß es sich in der Kunst um die tiefsten Dinge handelt, daß die Erneuerung nicht formal sein darf, sondern eine Neugeburt des Denkens ist. Die Mystik erwachte in den Seelen und mit ihr die alten Elemente der Kunst."[42]. DER BLAUE REITER war zunächst als eine Art Jahrbuch gedacht. Kandinsky hatte den Plan hierzu bereits im Juni 1911 gefaßt. Ihm ging es in dieser Publikation darum, die geistigen Strömungen der Zeit – aus der Sicht der Künstler – einem großen Publikum zu präsentieren. So schrieben in diesem Almanach sowohl Maler wie auch Musiker, Bildhauer und Dichter. Es erschien selbstverständlich, daß es nicht bei dem Almanach bleiben sollte. An Ausstellungen war ebenso gedacht.

Der Blaue Reiter, der zu einer der folgenreichsten Programmschriften des 20. Jahrhunderts avancieren sollte, war im Mai 1912 erschienen, im November folgte von der ‚Opposition' eine Art Gegenschrift mit dem Titel Das neue Bild. Der Verfasser, Dr. Otto Fischer, Theoretiker und Mitglied der NKVM, legte in der Einleitung des opulent ausgestatteten Bandes seine Meinung über die neue Kunst so dar: „Es gibt eine äußere Wahrheit und eine innere Wahrheit. In dem ich jene verlasse, kann ich diese stärker zum Ausdruck bringen. Indem ich vom Schein der Dinge etwas nehme, kann ich dem Wesen der Dinge erst eine Sprache geben. Die Gewalt der Natur wird um so mächtiger wirken, je einfacher sie sich ausspricht. Indem ich von dem Äußeren mich befreie, kann ich erst dem Inneren wahrhaft dienstbar sein."[43]

Diese allgemein gehaltenen, einleitenden Überlegungen Fischers gingen noch mit Jawlenskys Vorstellung von Synthese überein. Ebenfalls konnte er sich mit den folgenden Erkenntnissen des Autors einverstanden erklären: „Farbenmacht ist ein Zeichen der neuen Anschauung... Farbe ist ein Mittel der Darstellung nicht allein des Farbigen, sondern des Dichten und des Dünnen, des Festen und des Flüssigen, des Leichten und des Schweren, des Harten und Sanften, des Körperlichen und des Räumlichen... Farbe ist ein Mittel des Ausdrucks, das unmittelbar zur Seele spricht... Farbe ist ein Mittel der Komposition... Linienkraft ist ein Zeichen der neuen Darstellung... Der Umriß ist Begrenzung und Bezeichnung der Dinge... Das Bild ist nicht eine Ebene, die schön geteilt ist. Es ist ein Gefüge von Flächen, die Blut durchpocht, die ein Atem durchwogt..."

Nach dieser Passage offenbarte sich Fischer. Giftpfeile in Richtung Kandinsky wurden abgeschickt: „Ein Bild ohne Gegenstand ist sinnlos. Halb Gegenstand und halb Seele ist ein kalter Wahn. Dies sind Irrwege von leeren Schwärmern und von Betrügern. Die Wirren mögen wohl vom Geistigen reden..." Unverkennbar war Kandinsky der Adressat, der Künstler, dessen Name mit dem Geistigen in der Kunst schon verknüpft war.

Erbost über solcherlei Gegen-Partei schrieb die Werefkin an den Ausstellungsmacher Reiche: „Haben Sie das Buch gele-

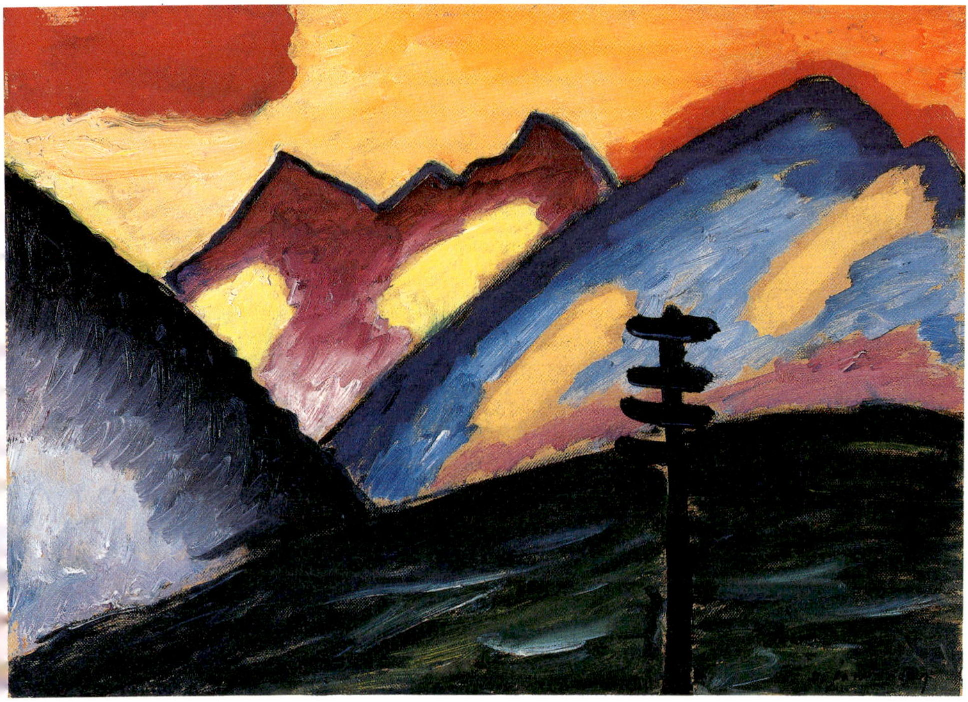

Einsamkeit 1912

sen? Haben Sie gelesen, daß wir Leute wie Picasso, Kandinsky als Betrüger schimpfen? Haben Sie gelesen, daß wir, das heißt die N. K. V. M. , eine gegenständliche Kunst bedingen? Haben Sie gelesen von der Notwendigkeit, daß die Glieder einen Körper bilden? Oder, daß Flecken, Farben und Linien nicht an und für sich ein Kunstwerk ausmachen können? Das wäre für den Geist und für das Herz! Die Abschätzung von Jawlensky von Freundeshand. Er, ein Gemisch von allerhand Einflüssen..."[44]

In der Tat: Auch Jawlenskys Kunst unterlag letztlich einer zweifelhaften Würdigung. Man hat den Eindruck, als wenn Fischer einem talentierten jungen Mann huldigt und nicht einen 48jährigen Künstler meint, wenn man liest: „Die Bedeutung des Malers liegt in der Frische und Beweglichkeit einer sehr ausgesprochenen Begabung... Jawlensky... blickt heute schon auf eine Vergangenheit zurück, die reich an Wandlungen und ebenso reich an gelungenen Würfen ist." Dieser Tenor zieht sich durch die gesamte ‚Würdigung'. Man staunt und ließt über „spontane Ausdruckskraft", „anregende Komposition", „bezaubernd in der farbigen Wirkung", „oft mit hoher Einfachheit und Schönheit ausgesprochen", „immer eigentümlich", „mit Übertreibung" und von einer „beglückenden Leichtigkeit im Schaffen".

Fischer hatte sein Buch mit vager Zustimmung der NKVM-Mitglieder geschrieben, von denen vermutlich Erbslöh, dessen Werk insbesonders gelobt wurde, von der Tendenz der Publikation etwas wußte. Eine gelungene Antwort auf den Blauen Reiter konnte dieses einseitige, bisweilen polemische, und in bestimmten Teilen naive Buch nicht sein.

Das Jahr 1911 war für Jawlensky jedoch nicht allein mit Turbulenzen verbunden, sondern auch mit Erfolgen. Dies war das Jahr seiner ersten großen Einzelausstellung in der Barmer Ruhmeshalle. Der Erfolg der Ausstellung drückte sich auch im Verkauf von 16 Gemälden aus. In der Presse wurde diese Zahl in verschiedenen Meldungen unterschiedlich angegeben. Wir wissen heute, daß es definitiv 16 Werke waren.[45] Einige Tage vor Beendigung der Ausstellung meldete der Barmer Anzeiger am 23. 9. 1911: „Montag wird die Ausstellung der Kollektion von 90 Gemälden des russischen Malers Alexej von Jawlensky, München und die kleinere Kollektion seines Landsmannes Wladimir von Bechtejeff geschlossen. Bei dem großen Interesse, das diese beiden Künstler gefunden haben, und daß sich auch in einer großen Anzahl von Ankäufen (12) äußerte, sollten diejenigen Kunstfreunde, die die Arbeiten noch nicht gesehen haben, diese letzte Gelegenheit nicht ungenutzt vorübergehen lassen."

Und eine Woche später, am 30. 9. 1911, hieß es im gleichen Blatt: „In der September-Ausstellung wurden aus der Kollektion von Alexej von Jawlensky (15) Gemälde und aus der von Wladimir von Bechtejeff 2 Gemälde verkauft. Die beiden Russen sind Mitglieder der Neuen Künstlervereinigung München."

Jawlenskys Kunst war – trotz der überzogenen Kritiken aus München – anderswo offensichtlich geschätzt. Auf Vermittlung Kandinskys hatte er ein Jahr zuvor an Gruppenausstellungen in Kiew und Odessa teilgenommen – weitere Präsentationen standen noch aus.

Wie uns Jawlensky in seinen LEBENSERINNERUNGEN mitteilt, vollzog sich im Jahr 1911 zugleich eine Veränderung in seiner Malerei: „Im Frühling 1911 fuhren wir nach der Ostsee nach Prerow, Werefkin, André, Helene und ich. Dieser Sommer bedeutete für mich eine große Entwicklung in meiner Kunst. Ich malte dort meine besten Landschaften und große figurale Arbeiten, in sehr starken, glühenden Farben, absolut nicht naturalistisch und stofflich. Ich habe sehr viel Rot genommen, Blau, Orange, Kadmiumgelb, Chromoxydgrün. Die Formen waren sehr stark konturiert mit Preußischblau und gewaltig aus einer inneren Ekstase heraus. So entstanden ‚Der Buckel', ‚Violetter Turban', ‚Selbstporträt' (jetzt in Basel), ‚Fantasiekopf' (Sammlung Gröpel Bochum). Dies war eine Wendung in meiner Kunst. Und bis 1914, gerade vor dem Krieg, habe ich in diesen Jahren meine stärksten Arbeiten, die unter dem Namen ‚Vorkriegsarbeiten' bekannt sind, gemalt."[46]

DER BUCKEL (Seite 69) ist die Darstellung einer körperlich behinderten Fischersfrau. Jawlensky war sie in Prerow aufgefallen und – fasziniert von der außergewöhnlichen Körperhaltung – malte er sie. In diesem farbleuchtenden

Gemälde werden Rumpf und Kopf gleichsam gegeneinandergepreßt, die stark konturierten, weit aufgerissenen Augen ebenso wie die zusammengepreßten Lippen weisen ihrerseits auf das den Körper durchziehende Spannungsverhältnis hin. Diese Dramatik findet sich im VIOLETTEN TURBAN (Seite 73) nicht, wohl aber die Tendenz, in ein annähernd quadratisches Format eine Person nahezu einzupressen. Häufig wird in diesen Vorkriegsarbeiten der Kopf von der oberen Bildkante jäh angeschnitten, die Dargestellten agieren auf der vordersten Bildebene, der Umraum wird nahezu ganz ausgeschlossen. Die Tendenz zu maskenhaften Gesichtern wird schon in diesem Jahr augenscheinlich. Das berühmte Gemälde BLONDE (Seite 77) aus dem Norton Simon Museum in Pasadena setzt effektvoll die ganze Palette des Malers ein: neben Weiß finden wir Gelb, Orange, Ocker, Rot, Grün, Violett, Blau und Schwarz – all diese Farben in nur einem Gesicht!

Die Steigerung des Maskenhaften erfolgt schon im nächsten Jahr (1912) mit den dämonenhaften Gesichtern, die angsteinflößend wirken können. Jawlensky ging die Entpersönlichung seiner Porträts konsequent an und steigerte ihren Ausdruck bis hin zum Dämonischen. Dies erfolgte zunächst durch Farbkonzentration, die Farbe erhielt signalhafte Werte. In einem nächsten Schritt trat dann der maskenhafte Ausdruck hinzu, der noch einmal gesteigert wurde zu einer Art Geistwesen. Das Dämonische in diesen Bildern hat etwas schicksalhaftes: einmal mit bezug auf die persönliche Situation (die unaufhörlichen Krisen mit der Werefkin), wie auch bezogen auf die allgemeine politische Lage (als Vorahnung auf den Ersten Weltkrieg, wie es in der Literatur dieser Zeit ebenfalls anklingt). So verstanden, gewinnen diese Bilder eine zusätzliche Dimension jenseits der rein formalen Farbwelt. Für Homer waren Dämonen sogar gottähnlich, die moderne Religionswissenschaft sieht in ihnen übermenschliche, jedoch nicht göttliche Wesen. Sie können ganz im griechischen Ursprungssinne auch als Verkünder von Schicksalhaftem verstanden werden.

Neben diesen überhöht-entpersönlichten Gesichtern finden sich gelegentlich auch Stilleben und Landschaften in diesen Jahren. Vom Sommer bis Dezember 1912 hielt sich Jawlensky mit seiner Familie und Werefkin in Oberstdorf auf, um

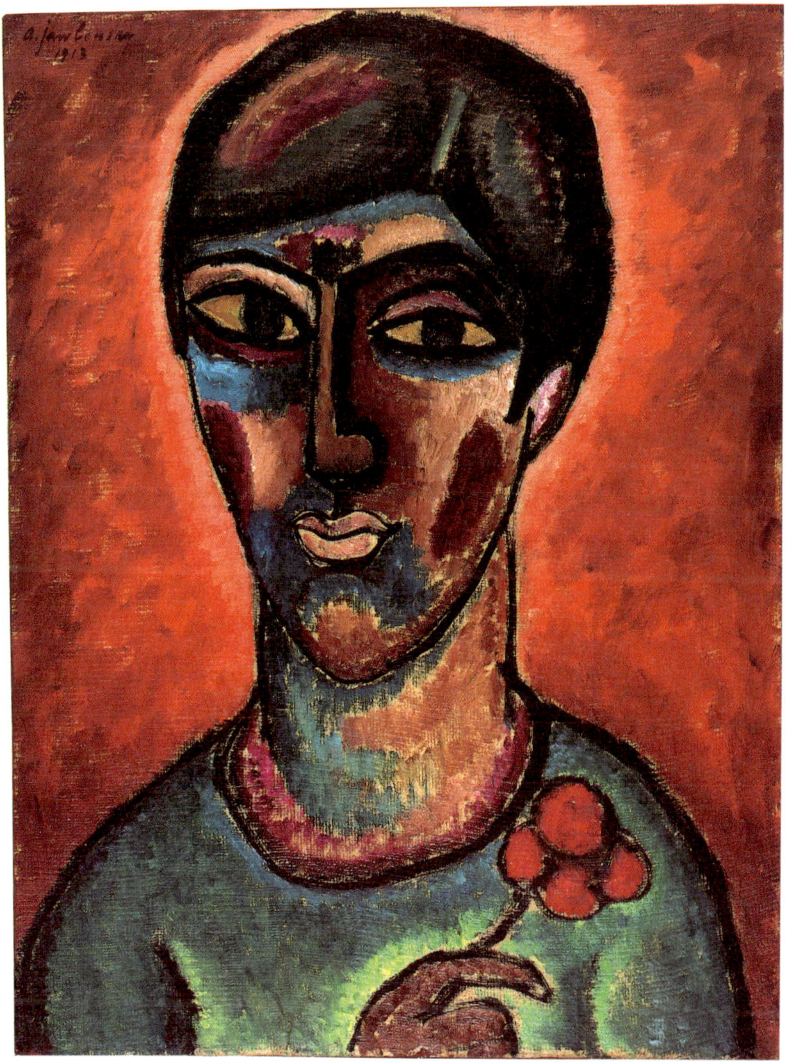

Kreolin 1913

ausgiebig zu arbeiten. Diese hier entstandenen Landschaften sind betont expressiv und weisen einen besonderen Rhythmus auf (Seite 81). Rundformen oder Dreiecke werden gleichsam ineinandergeschachtelt bzw. hintereinandergestellt oder – einer Synthese gleich – zu einem Ganzen verschmolzen. Der Bildausschnitt ist so angelegt, daß die Darstellungen monumental wirken, tatsächlich handelt es sich um keine großen Formate (ca. 53 x 50 cm, bzw. 33 x 45 cm).

1912 ist auch das Jahr, in dem Jawlensky Emil Nolde begegnete. Die Tatsache, daß das Werk des großen Expressionisten ihm gänzlich unbekannt war, zeigt wiederum, daß die Münchner Szene, vor allem aber Jawlensky, sich nach Frankreich hin orientierte und keine Beziehungen zu den BRÜCKE-Künstlern unterhielt. Der Expressionismus der BRÜCKE war den Münchnern lebensweltlich fremd. Lediglich Franz Marc versuchte im Rahmen seiner Redaktionstätigkeit für den BLAUEN REITER zwischen Berlin und München zu vermitteln. Er brachte sogar Werke der BRÜCKE mit. Kandinsky war nicht überzeugt. Seine Haltung spiegelte sich in dem berühmten Brief an Franz Marc vom 2. 2. 1912 wider, in dem es heißt: „AUSSTELLEN muß man solche Sachen. Sie aber im DOKUMENT unserer heutigen Kunst (und das soll unser Buch werden) zu verewigen, als einigermaßen entscheidende, dirgierende Kraft, – es ist in meinen Augen nicht richtig. So wäre ich jedenfalls gegen große Reproduktionen... Die kleine Reproduktion heißt: AUCH das wird gemacht. Die große: DAS wird gemacht.“[47]

Jawlensky begegnete Nolde auf dessen Ausstellung in der Kunsthandlung Schmidt, in der Nähe des Englischen Gartens. Er war von den Werken angetan: „Seine Bilder erinnerten in der Stärke des Ausdrucks an meine. Ich kannte ihn nicht, ich hatte nie seinen Namen gehört und nie seine Arbeiten gesehen. Ich ging in die Ausstellung, und die Bilder machten auf mich einen großen Eindruck. Ich war ganz begeistert. Sein damals zuletzt gemaltes Bild ‚Maria Aegyptica‘ war ausgestellt. Es war auch sein großes Altarwerk ‚Das Leben Christi‘ ausgestellt, die beide auf mich einen großen Eindruck gemacht haben. Und einmal während eines Besuchs in der Ausstellung lernte ich Nolde kennen. Ich lud ihn und seine Frau ein. Sie kamen, und wir saßen in meinem Atelier und sprachen viel über Kunst. Für Nolde und seine Kunst habe ich eine heiße Liebe.“[48]

Auch Nolde war wie Jawlensky mit einigen Werken an der berühmten Sonderbund-Ausstellung 1912 in Köln vertreten. Die von Richart Reiche zusammengestellte Schau sollte – wie es im Vorwort hieß – „einen Überblick über den Stand der jüngsten Bewegung in der Malerei geben, die nach dem atmosphärischen Naturalismus und dem Impressionismus der Bewegung aufgetreten ist und nach einer Vereinfachung und Steigerung der Ausdrucksformen, einen neuen Rhythmus und Farbigkeit, nach dekorativer oder monumentaler Gestaltung strebt, einen Überblick über jene Bewegung, die man als Expressionismus bezeichnet hat.“[49]

Der Begriff Expressionismus wurde sowohl von Reiche wie auch von dem umtriebigen Berliner Ausstellungsmanager Herwarth Walden sehr viel allgemeiner verstanden als heute. Die Kölner Sonderbund-Ausstellung in der Ausstellungshalle am Aachener Tor war – in der Abteilung der Gemälde – zugleich eine Hommage an den ‚Übervater‘ Vincent van Gogh, von dem 108 Leinwandarbeiten sowie 17 Graphiken gezeigt wurden. Von Paul Cézanne sah man immerhin 26 Gemälde und von Paul Gauguin 25. Von den internationalen Franzosen waren u. a. vertreten: Paul Signac, Pablo Picasso, Pierre Bonnard, Georges Braque, Maurice Denis, André Derain, Henri Matisse, Maurice de Vlaminck. Neben den Franzosen nahmen Künstler aus Holland, Deutschland, Schweiz, Ungarn, Norwegen (Edward Munch mit 32 Gemälden) und Österreich teil. Bechtejeff, Jawlensky, Kandinsky galten als deutsche Künstler. Aus der Münchner Szene waren neben diesen dreien noch Werke von Bloch, Erbslöh, Genin, Kanoldt, Klee, A. Macke, Marc und Mogilewsky ausgestellt, von den Brücke-Künstlern sah man Arbeiten von Heckel, Kirchner, Mueller und Pechstein. Jawlensky hatte sich über die Auswahl seiner fünf Gemälde, die alle auch in seiner Barmer Ausstellung zu sehen waren, geärgert. Er hätte gerne neuere Arbeiten gezeigt.

Am Ersten Deutschen Herbstsalon, den Herwarth Walden 1913 in Berlin in seiner Avantgardegalerie nach dem Vorbild des Salon d’Automne einrichtete, nahm Jawlensky mit vier Gemälden teil. Bis 1920 hatte Jawlensky einen Ver-

88 trag mit Walden, um auch in Berlin mit Werken vertreten zu sein. Im gleichen Jahr wurden im Rahmen der FUTURISTISCHEN UND EXPRESSIONISTISCHEN AUSSTELLUNG in Budapest 41 Gemälde Jawlenskys gezeigt. Im Anschluß ging die Ausstellung nach Lemberg in Polen. Die Vermutung liegt nahe, daß der Künstler beide Orte besucht hat und beim Aufbau der Ausstellung anwesend war.

Das Rätselhafte in den Porträts Jawlenskys wurde in diesem Jahr noch einmal gesteigert, indem der Maler jetzt die Rundgesichtigkeit der Köpfe aufgab und der ovalen Form den Vorzug gab. Das Ikonenhafte, das Byzantinische, wie man damals sagte, drang nunmehr sehr in den Vordergrund (Seite 85). Jawlenskys Köpfe der Vorkriegszeit faszinieren durch ihre ungewohnte Farbexpressivität, befremden allerdings durch ihren Idolcharakter. Heitere Momente weichen einer düsteren Spannung, die Farbe vermählt sich ebenso mit dem einen wie mit dem anderen Element, die Steigerung des Ausdrucks ist sowohl in die eine wie in die andere Richtung denkbar.

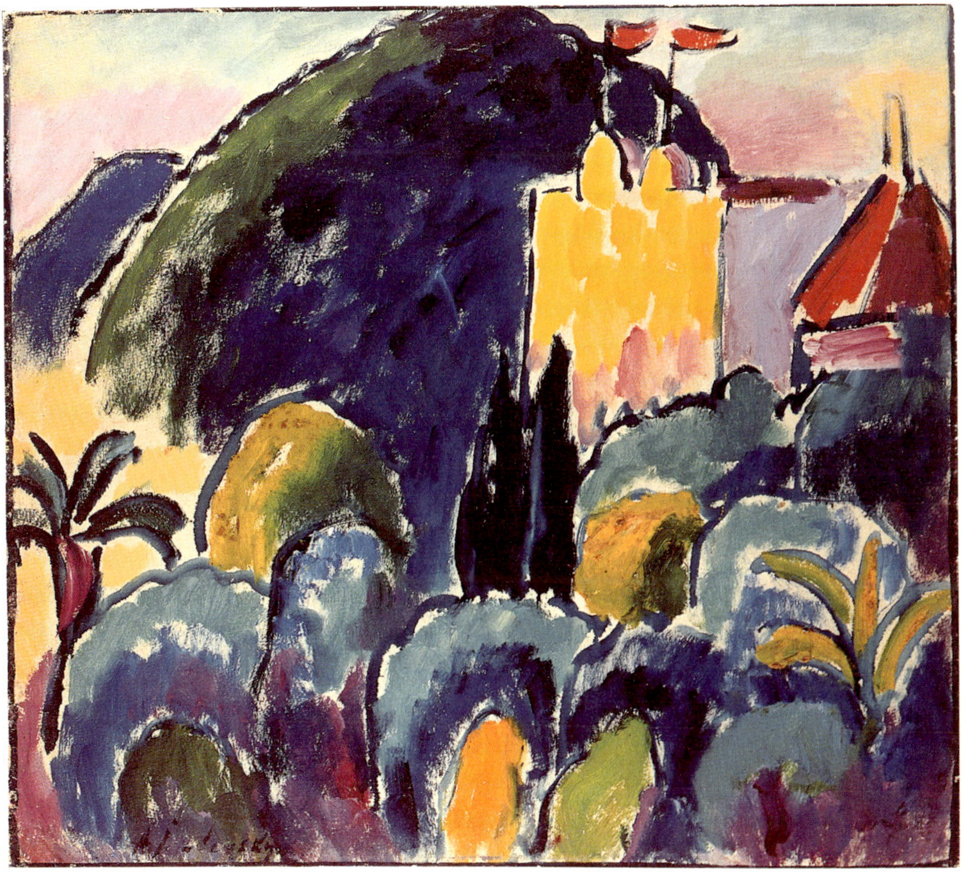

Gelbes Haus – Bordighera ca. 1914

90 Eine gänzlich andere Bildwelt begegnet uns bei den Stadtlandschaften, die Jawlensky auf einer kurzen Reise im März in Bordighera malte. Wie eine Befreiung von einer schweren Last, so wirken diese kurz vor dem Ersten Weltkrieg gemalten, lichten und impressionistisch anmutenden italienischen Gemälde (Seite 89). Diese kleine Bildfolge mit Aufblicken auf die immer schöne Küstenstadt Bordighera, mit ihren naturschönen Palmen, mit heiterem Himmel sowie den von Jawlensky spielerisch inszenierten Bergen und Häusern, gehört zu den schönsten Werkgruppen des Künstlers. Dies sind Traumlandschaften, die durch die alles überstrahlende Farbe Blau, eine Sehnsucht nach dem Paradies auszulösen vermögen.

Einige Wochen nach dem kurzen Besuch in diesem lichten Tempel der Natur reiste Jawlensky zum letzten Mal nach Rußland und Polen, um in Moskau, St. Petersburg und auch Warschau seine Geschwister zu besuchen. In der Nähe von Moskau, in Wischny-Wolotschok, nördlich von Moskau besuchte er seine Mutter – zum letzten Mal. Viele seiner Verwandten hat er nie mehr wiedergesehen. Auf dem Programm seiner Reise stand auch ein Besuch bei seinem Freund aus den Moskauer Tagen, Sergej Schtschukin, einem der bedeutendsten Sammler Rußlands.

Auf der Rückreise nach München fuhr Jawlensky auch nach Kowno (Litauen), um Marianne von Werefkins Bruder, der dort Gouverneur war, zu besuchen. Das freundschaftliche und kollegiale Verhältnis mit der Werefkin schien endgültig beendet zu sein, da die Künstlerin sich bei ihrer Abreise vorgenommen hatte, nie mehr nach München zurückzukehren. Man kann sich lebhaft die Auseinandersetzungen mit der temperamentvollen Werefkin, die ihren ehemaligen Schützling, mit dem sie von St. Petersburg aufgebrochen war und sich bis zur Geburt von André gleichsam alleine mit ihm wähnte, vorstellen. Ihre Verzweiflung und Enttäuschung hatte sie ihren Tagebüchern anvertraut, ihr Charme, ihre Intelligenz und ihre Geselligkeit hatten sie, als Mittelpunkt der Münchner Boheme, letztlich vor einem psychischen Untergang bewahrt. André war im Kriegsjahr 12 Jahre alt, kein Kind mehr, und auch Helene war nicht mehr das junge Mädchen, das sie aus St. Petersburg mitgenommen hatte. Sie, die stolze Marianne von Werefkin, gehörte nicht zum engen Zirkel von Jawlenskys Familie. Doch Jawlensky konnte sie überzeugen mit ihm nach München zurückzukommen. Dies war etwa ein Monat vor dem Krieg. Auf dem Bahnsteig in Kowno lud ihn der Kommandant der dortigen Festung, General Grigorieff, der ein eigenes Abteil zur Verfügung hatte, ein, mit ihm zu fahren. Die Unterhaltung mit diesem hochrangigen Offizier war wohl ganz nach Jawlenskys Geschmack. Man diskutierte über allerlei, auch über die Spannungen in Europa. Jawlenskys Frage nach einem bevorstehenden Krieg beantwortete der General mit großer Skepsis: „Ach, das ist unmöglich... Erstens der Zar will nicht, und wir sind nicht fertig. Denn sehen Sie, meine Festung wird erst in drei Jahren fertig. Schauen Sie, ich fahre jetzt für zwei Monate in Urlaub, und ich als Kommandant einer Grenzfestung dürfte doch nicht wegfahren, wenn man an Krieg dächte.“[50] Vier Wochen später, begann man sinnlos aufeinander loszuschießen. Der General wurde einige Jahre später von den Bolschewiken erschossen.

Die mit der Familie und Werefkin geplante größere Italienreise konnte aus Kriegsgründen nicht angetreten werden. Mit dem Ausbruch der Feindseligkeiten zu Beginn des Augusts 1914 mußten alle Russen, die über Nacht zu unerwünschten Personen erklärt wurden, binnen 48 Stunden das Land verlassen. Ein erschütterndes Erlebnis stand Jawlensky und den Seinen, die in die nahegelegene Schweiz zwangsauswandern mußten, bevor:

„Wir mußten unsere Wohnung verlassen mit allen Möbeln und Kunstgegenständen und durften nur das mitnehmen, was wir in der Hand tragen konnten. Noch nicht einmal unsere arme Katze konnten wir mitnehmen. Als wir vom Bahnhof Lindau bis zum Dampfer gehen mußten – es waren ungefähr nur ein paar hundert Schritte, und wir waren zwanzig Menschen, umringt von Soldaten mit Gewehren -, da hat die Menschenmenge, die an der Straße stand, geflucht und auf uns gespuckt und wollte ganz nahe an uns heran. Ich war furchtbar aufgeregt, aber der Soldat, der neben mir ging, sagte immer: ‚Seien Sie nur ruhig, wir sind ja da, um Sie zu schützen'. Als wir auf dem Schiff waren, konnte ich wieder leicht atmen, als wenn man eine Last von meiner Seele fortgenommen hatte. Es war ein Schweizer Schiff."[51]

Die Reise dauerte nicht sehr lange. Man fuhr mit der Bahn bis nach St. Prex am Genfer See, und mietete in der Rue du Motty 2 bei der Familie Rubattel das obere Stockwerk eines bescheidenen Hauses. Die Wahl auf diesen Ort, nahe Morges, wo später Stravinsky wohnte, fiel wohl aus eher praktischen Gründen. Ein Freund Jawlenskys, der wohlhabende Chrustschoff wohnte ganz in der Nähe. Die Wohnung war – verglichen mit der luxeriösen Behausung, die in München 18 Jahre zur Verfügung gestanden hatte – äußerst bescheiden: Zwei kleine Zimmer, dazwischen ein etwas größeres Wohnzimmer von ca. 15 qm. Jawlensky hatte ebenso wie die Werefkin kein Atelier mehr, die einzige Möglichkeit zu malen, war nur noch im Schlafzimmer möglich – vor dem Fenster. In diesem kleinen Zimmer von etwa 7 qm Größe gab es immerhin einen schönen Ausblick auf die leicht abfallende Straße, die nach einer Linkskurve ins Dorf führte. Bei gutem Wetter war es möglich, ganz im Hintergrund den See sowie die Berge des jenseitigen Ufers zu

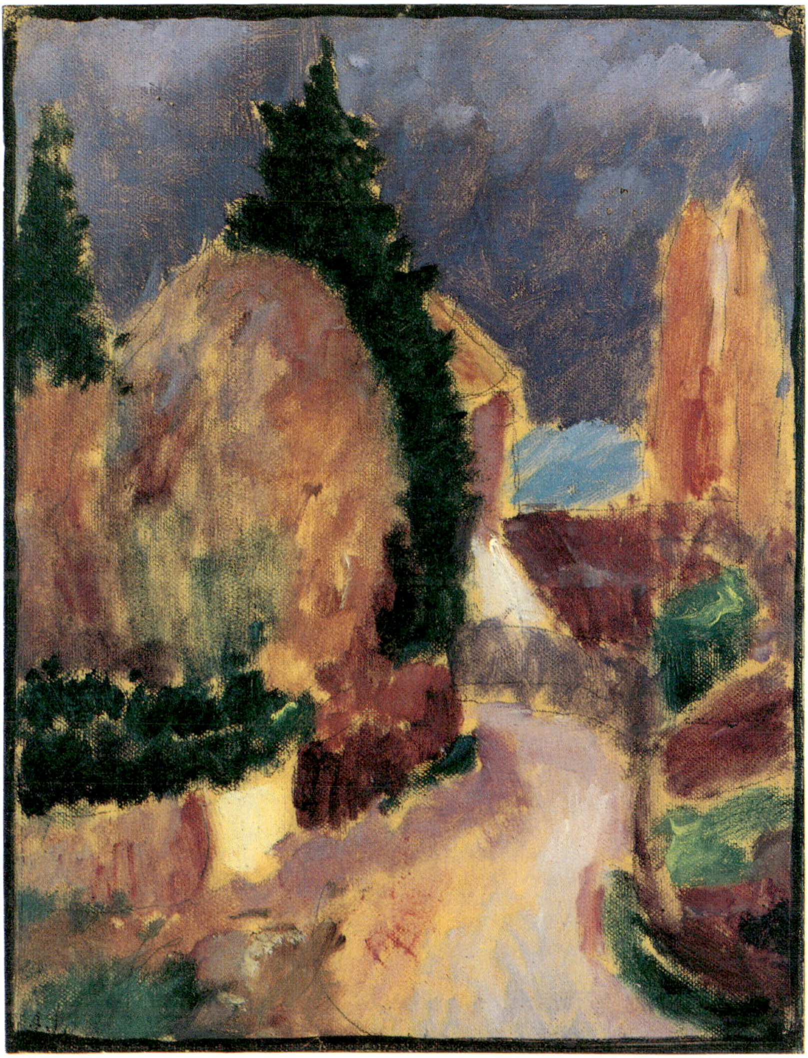

Variation: Der Weg 1914

sehen. Schaute man aus dem Fenster heraus nach links, so war der See, der später in den neuen Bildern als blaue Fläche vorkommen sollte, gut zu sehen. Am Wegesrand links stand eine große Kastanie, hinter ihr drei große Tannen, und zur rechten Seite ein Wohnhaus mit einer Kugelakazie im Vorgarten.

St. Prex war ein eher beschaulicher Ort, er lag vollkommen abseits jeglichen Kunstgeschehens. In den ersten Wochen sah Jawlensky sich außerstande, nach dieser erlittenen Unbill an seine Malerei vor dem Kriege anzuschließen: „Aber meine Seele war durch all diese schrecklichen Erlebnisse so düster und unglücklich, daß ich froh war, ruhig an dem Fenster sitzen zu können, um so meine Gefühle und meine Gedanken zu sammeln. Ich hatte etwas Farbe, aber keine Stafellei. Ich fuhr nach Lausanne mit der Eisenbahn, und kaufte bei einem Photographen eine kleine Stafellei für vier Franken, eine Stafellei, auf die der Photograph seine Fotos stellte. Diese Stafellei war gar nicht zum Malen geeignet, aber ich habe mehr als zwanzig Jahre meine besten Arbeiten auf dieser kleinen Stafellei gemalt. Anfangs wollte ich in St. Prex weiterarbeiten, wie ich in München gearbeitet hatte. Aber etwas in meinem Inneren erlaubte mir nicht, die farbigen, sinnlichen, Bilder zu malen. Meine Seele war durch vieles Leiden anders geworden, und das verlangte andere Formen und Farben zu finden, um das auszudrücken, was meine Seele bewegte.“[52]

Die ersten Gemälde, die in St. Prex entstanden, sind Ausdruck des Vertrautwerdens mit der zunächst fremden Umgebung. Es sind tastende Versuche auf der Suche nach einer neuen Malerei. Auch die Maltechnik änderte sich. Bevorzugte der Künstler bis 1914 eine Malerei mit pastos aufgetragenen Farben, so trug er jetzt die Ölfarbe sehr dünn lasierend auf. Diese Tendenz war schon in den farbenfrohen Bordighera-Bildern zu spüren, jetzt wurde ein Prinzip daraus. Ebenfalls verändert wurde der Bildträger. Jawlensky nahm ein leinenstrukturiertes Malpapier, welches er bemalte. Später klebte er es auf einen Karton. Bis auf wenige Abweichungen von diesem neuen Verfahren, führte er dies bis zum letzten Bild so fort.

Mit dem Werk VARIATION: DER WEG, MUTTER ALLER VARIATIONEN (Seite 93), welches als 61stes Bild für das Jahr 1914 im späteren Hauskatalog festgelegt wurde, begann erstmalig ein Bildprogramm im bisherigen Werk des Künstlers. Diese so von ihm genannten VARIATIONEN ÜBER EIN LANDSCHAFTLICHES THEMA ist seine erste Serie, von der bis 1921 mehrere hundert gemalt wurden. Das Motiv bleibt hierbei immer das gleiche: es ist der Blick aus dem Fenster des Künstlers: „Und das waren ein paar Bäume, ein Weg und der Himmel. Ich fing an, etwas zu malen, um mit Farben auszudrücken, was mir die Natur soufflierte. In harter Arbeit und mit größter Spannung fand ich nach und nach die richtigen Farben und Formen, um auszudrücken, was mein geistiges Ich verlangte. Jeden Tag malte ich diese farbigen Variationen, immer inspiriert von der jeweiligen Naturstimmung zusammen mit meinem Geist.“[53]

Die VARIATIONEN sind Wiederholungen, die mit einer bemerkenswerten Hartnäckigkeit und Intensität realisiert wurden. Der Bezug zur Musik liegt auf der Hand. Ein Thema mit Variation meint nichts anderes, als daß ein bestimmtes Thema, welches durchaus von einem anderen Komponisten stammen kann, in vielerlei Formen entfaltet wird. Das Thema wird als Charakter verstanden und in den Variationen werden verschiedene Entwicklungsphasen durchlaufen. Die berühmten GOLDBERG-VARIATIONEN von Johann Sebastian Bach sowie VARIATIONEN AUF EIN THEMA VON PAGANINI von Sergej Rachmaninoff sind sehr anschauliche Beispiele für diese Form des Komponierens und Interpretierens.

In seinen malerischen Variationen verzichtete Jawlensky nahezu ausschließlich auf die menschliche Figur, sie kommt mal vor als schwarze Gestalt das Wasser beobachtend, doch dies ist eher die Ausnahme. Trotz der intensiven Arbeit an den VARIATIONEN, hat Jawlensky in den Jahren 1915 und 1916 dennoch nicht auf das menschliche Gesicht verzichtet. Einige Bildnisse mit unbestimmten Personen, also Phantasieköpfe, entstanden in St. Prex, denen der Maler Titel wie TRÄUMENDE, MÄDCHEN AUS ST. PREX oder FRAUENPORTRÄT gab. Eine Verwandtschaft zu den VARIATIONEN ist augenscheinlich, da den Gesichtspartien eine ähnliche Farbgestaltung gegeben ist.

Die VARIATIONEN hat Jawlensky bis 1921, also auch nach seinem Weggang aus St. Prex gemalt. [54] Für ihn war der Ausblick aus seinem kleinen Fenster irgendwann nicht mehr wichtig, da er die Farb-Formel in den ersten beiden Jahren entwickelt hatte. Ein Vergleich dieser Serienmalerei mit derjenigen von Claude Monet ist daher nicht zutreffend, da es dem Franzosen ja immer um das momentane Licht, um eine flüchtige Erscheinung ging. Monet mußte nach einer bestimmten Zeit aufhören an einem Gemälde zu arbeiten, da sich die Lichtsituation änderte – nicht so Jawlensky, der seine vorgefertigten Malpapiere auf einer doppelreihigen Staffelei anbringen ließ, und eine nach der anderen bearbeiten konnte. Die Farbgebung bei Jawlensky bezieht sich eher auf seine innere Befindlichkeit und weniger auf ein äußeres Moment. Die nach Beendigung eines Bildes bzw. später gegebenen Bildtitel weisen zwar auf Jahreszeiten wie auch auf Stimmungen bzw. auf rein formale Dinge hin, die Bildformel ändert sich im wesentlichen nicht. Ohne zwingende Rücksicht auf Licht oder Jahreszeit konnte Jawlensky ein Bild anfangen und während eines Tages zu Ende malen.

Für einen Landschaftsmaler wie Jawlensky war es auch durchaus von Bedeutung, daß er im Verlauf der Serie sich entschied, dem Hochformat in seinen Gemälden den Vorzug zu geben, was ihn jedoch nicht hindern sollte, gelegentlich auch Landschaften im Breitformat zu malen. Im Laufe der Serie verdichten sich die motivischen Elemente der VARIATIONEN: die Kastanie und die drei Tannen links, die Kugelakazie und die Pappeln rechts sowie der Weg, die

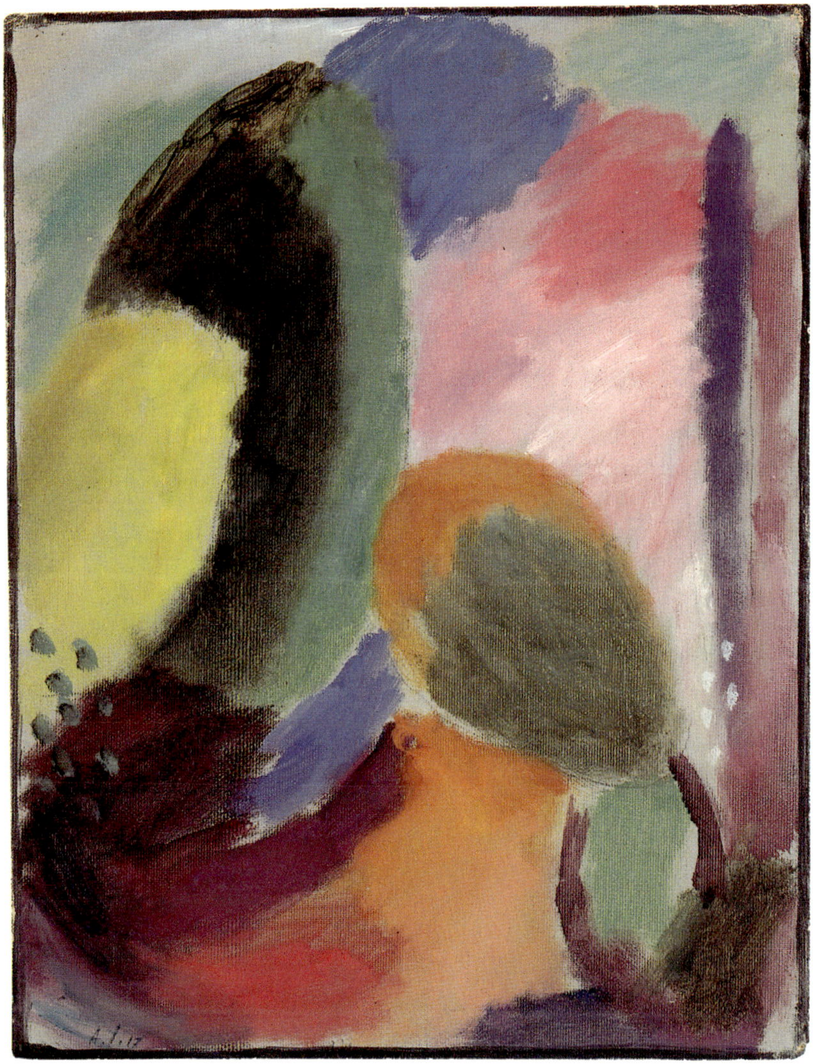

Variation: Nebel 1915

Berge und der See werden zu reinen Farb-Formen: zu Ovalen, zu Bögen, zu rundlichen Formen bzw. zu Farbfeldern (Seite 97). Auch versetzte der Maler die Elemente bisweilen. Mal ist die mächtige Tanne sogar in der Bildmitte, mal ist sie eliminiert, mal neigt sie sich nach links, mal nach rechts. Pablo Picasso hat später ein ähnliches Verfahren angewandt, in dem er in seinen Velasquez und Manet Paraphrasen die Standorte der jeweiligen Personen veränderte. So sah er für Manets berühmtestes Bild FRÜHSTÜCK IM FREIEN eine ganz andere Regie vor: mal verschwand eine der beiden Damen, mal war nur noch ein Herr zu sehen, die ursprünglichen Plätze wurden hin- und hergeschoben.

Dieses Verschieben der Elemente gab dem Maler die Freiheit, vollkommen über sein Bild zu verfügen und sich ganz von allem äußeren zu befreien – auch dies ein wesentlicher Unterschied zu Monet! Mithin erscheint es nicht abwegig, daß Jawlensky im Laufe des Fortschreitens der Serie die Bildelemente weiterhin reduzierte. Der Ausblick aus dem Fenster 1914 war der Beginn, die Farb-Formen 1921 bedeuteten das Ende der Serie. Das Experiment war beendet, Jawlensky hatte sich schon vorher seinem ureigentlichen Thema, dem menschlichen Antlitz wieder zugewandt. Nach 1921 entstanden nur noch sporadisch Landschaftsbilder.

Die zweite Künstlerin, die Jawlensky in seinen Bann zog, war die 25 Jahre jüngere Emmy Scheyer aus Braunschweig. Über den Sammler und Freund Paul Bachrach, Vater der Ausdruckstänzerin Lotte Bara, hatten sich beide kennengelernt. In seinen LEBENSERINNERUNGEN berichtete Jawlensky liebevoll über diese erste Begegnung: „Sie kam aus Brüssel und war Malerin (impressionistisch). Sie kam ein paar Tage darauf zu uns nach St. Prex und sah dort mein Bild ‚Der Buckel' und meine Variationen und war so begeistert, dass sie selbst nicht mehr malen wollte, sondern sich nur noch meiner Kunst widmen. Sie sagte: ‚Wozu soll ich noch malen, da ich doch weiss, dass ich nicht so gute Kunst machen kann wie Sie. Es ist besser, ich widme mich ihrer Kunst und werde sie anderen Menschen erklären. ' Und wirklich, seit dieser Zeit hat sie sich mit großem Verständnis mit meiner Kunst beschäftigt. Später machte sie in Deutschland meine Ausstellungen und schrieb auch über mich."[55]

Emmy Scheyer war nach der ersten Begegnung enthusiasmiert. Sie entwickelte in den ersten Jahren ihrer Freundschaft mit Jawlensky eine unglaubliche Aktivität, um das Werk ihres Künstlers wieder einer breiten Öffentlichkeit vorzustellen. Ab 1919 bis zum Jahr des Todes Jawlenskys entstand eine faszinierende Korrespondenz, die sehr persönliche Einblicke über die gegenseitige Begeisterung gewährt. Jawlensky war – so erfahren wir auch von Emmy Scheyer – eine äußerst charmante Persönlichkeit. Er konnte durch seine bloße Anwesenheit großen Eindruck auf seine Umgebung ausüben. Und er verliebte sich immer wieder in Frauen, die sich in seiner Umgebung aufhielten, ganz gleich, ob es eine Konzertpianistin war, eine Künstlerin, die er gerade kennenlernte oder ein Stubenmädchen aus Moskau, die für ihn sofort zur Prinzessin wurde. Dabei ging es ihm weniger um körperliche Liebe, vielmehr um das Verlieben an sich.

Emmy Scheyer, die Tochter eines Braunschweiger Konservenfabrikanten, war selbst Malerin und hatte gelegentlich ausgestellt. Die Bekanntschaft mit Jawlensky änderte ihr Leben völlig, da sie nun ein konkretes Ziel mit aller Macht verfolgen konnte. Jawlensky sollte es ihr auf seine Weise danken. Er verewigte Emmy in einigen Gemälden und Zeichnungen schon 1917, mit Beginn seiner zweiten Serie, den MYSTISCHEN KÖPFEN (Seite 105). In diesen taucht hin und wieder der Zusatz Galka auf, Jawlensky nannte sie liebevoll Galka, was auf einen Traum aus dem Jahr 1920 zurückgeht. Zur Kur in der berühmten Klinik des Dr. Bircher-Benner in Zürich, träumte Jawlensky eines Nachts, daß er in tiefer Dunkelheit nach seiner Helene suchte und sie nicht fand. Plötzlich sah er ein weißliches Gebäude: „Es wurde immer dunkler und ich beeilte mich das Gebäude zu erreichen. Einige Schritte vor mir hob sich vom Boden und flog mir gegenüber eine Galka, setzte mir an die Brust vertraurig sich an mich schmeichelnd, als ob sie da Wärme oder Freundschaft fühlte. Zertlich drückte ich das Ding an meine Brust und eifrig eilte vorwerts.“ Er fand Helene in dem Haus in Anwesenheit eines ihm fremden Mannes. Helene befreite sich geschwind aus dieser Situation und folgte Alexej, der die kleine Galka an seine Brust hielt „nur war sie schon in eine Papiertüte eingewickelt, so das ihr Näschen in die Höhe hinausstreckte und sie schlief.“[56]

Fortan nannte Jawlensky seine Emmy Galka, welches im Russischen Dohle bedeutet. Und an den Traum sich erinnernd, fingen einige Briefe liebevoll an mit der Anrede: „Meine Liebe Galka“, „Galkalein“ oder auch „Galka in der Tüte“. Sie hingegen nannte ihn gelegentlich „Lensky“ oder – auf seinen Vatersnamen bezogen – „Witschy“.

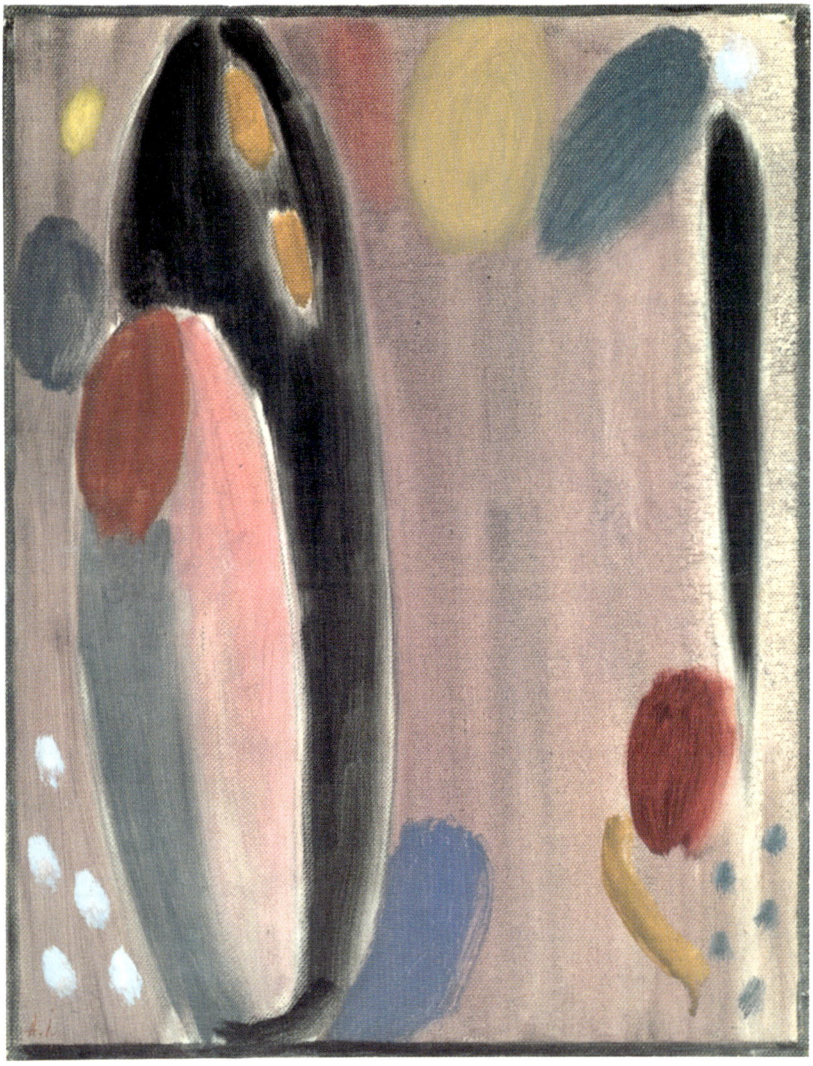

Variation: Frühling ca. 1921

Im März 1917 siedelte Jawlensky mit seiner Familie und Werefkin nach Zürich über. Dort wohnten sie ebenfalls wie ihre Freunde aus den Münchner Tagen, Alexander Sacharoff und Clothilde von Derp, in der Drosselstraße 5. Zürich war für eine kurze Zeit Treffpunkt vieler Emigranten aus aller Welt. Hier traf Jawlensky auf Vertreter der jungen Dada-Bewegung wie Hans Arp, Marcel Janco, Hugo Ball, Tristan Tzara. Ebenso lernte er den Bildhauer Wilhelm Lehmbruck, den Komponisten der Oper TURANDOT, Ferrucio Busoni sowie die Ausdruckstänzerinnen, Anika Jan und Lotte Bara kennen, die er später porträtierte.

Die Malerei des Expressionismus schien an Aktualität verloren zu haben, Dada stand vor der Tür. Hans Arp, damals der Dada-Bewegung zugehörig, schilderte anschaulich diese illustre Züricher Gesellschaft: „Damals war Zürich von einer Armee von internationalen Revolutionären, Reformatoren, Dichtern, Malern, Neutönern, Philosophen und Friedensaposteln besetzt. Sie trafen sich vornehmlich im Café Odeon. Dort war jeder Tisch exterritorialer Besitz einer Gruppe. Die Dadaisten hatten zwei Fenstertische inne. Ihnen gegenüber saßen die Schriftsteller Wedekind, Leonhard Frank, Werfel, Ehrenstein und ihre Freunde. In der Nachbarschaft dieser Tische hielt das Tänzerpaar Sacharoff in preziösen Attituden Hof und mit ihnen die Malerin Baronin von Werefkin und Maler von Jawlensky.“[57]

Jawlensky interessierte sich in Zürich besonders für die Kunst von Hans Arp und Wilhelm Lehmbruck. Arp zeigte damals auch seine abstrakten Werke, die einen nachhaltigen Eindruck auf Jawlensky hinterließen. Zürich war auch der Ort großer Kunstausstellungen. So konnte Jawlensky, der in St. Prex nur wenig Kontakt zur aktuellen Kunstszene hatte, hier eine 250 Bilder umfassende Renoir-Ausstellung wie auch eine große Cézanne-Schau sehen.

In Zürich wandte sich Jawlensky wieder dem Bildnis zu, hier entstand auch seine zweite Serie, die MYSTISCHEN KÖPFE. Bei diesen, zunächst vom Modell Galka Scheyer ausgehenden Bildnissen, handelt es sich vornehmlich um stilisierte Frauengesichter, in denen neben den Linien Farbfelder das Antlitz, die Halspartie und gelegentlich auch die Schultern bestimmen. Vor allem die Farbe betont das sinnliche Element in diesen ungewöhnlichen Bildnissen. Das eigentlich mystische Element ist wohl in den großen offenen Augen mit den schwarzen Pupillen zu sehen. Diese, in aller Regel auf den Betrachter gerichteten Augen sind es, die auch den Bezug zu den Vorkriegsköpfen der Jahre 1911 bis 1913 herstellen.

Parallel zu den MYSTISCHEN KÖPFEN entstand in Zürich auch eine weitere Serie: die HEILANDSGESICHTE (Seite 109). Die Titelgebung verweist auf die spirituelle Dimension der Bilder, in denen nicht mehr das nach außen strahlende geheimnisvolle im Vordergrund steht, sondern ein Rückzug nach innen vorherrscht. In feinen Schichten aufgetragene Pastelltöne nehmen auch hier das Oval des Antlitzes ein, die milde Farbgebung verstärkt, insbesondere bei denjenigen Gemälden mit geschlossenen Augen, den Eindruck der inneren Sammlung. Was vereinzelt schon bei den Vorkriegsköpfen und in vielen MYSTISCHEN KÖPFEN zu finden war, nämlich Leuchtpunkte in der Mitte der Stirn, zwischen den Augenbrauen, wird in dieser Serie umso offensichtlicher: Jawlensky verweist hier auf das sog. Dritte Auge bzw. auf das mystische Zeichen für Weisheit.

In einem Brief vom 12. Juni 1938 erfahren wir genaueres über Jawlenskys innerer Bewegung, sich dem Spirituellen zuzuwenden: „Einige Jahre lang habe ich diese Variationen gemalt, und dann war mir notwendig, eine Form für das Gesicht zu finden, da ich verstanden hatte, dass die grosse Kunst nur mit religiösem Gefühl gemalt werden soll. Und das konnte ich nur in das menschliche Antlitz bringen. Ich verstand, daß der Künstler mit seiner Kunst durch Formen und Farben sagen muss, was in ihm Göttliches ist. Darum ist das Kunstwerk ein sichtbarer Gott, und die Kunst ist ‚Sehnsucht' zu Gott."[58]

Im Winter 1917 brach in Zürich eine schwere Grippeepidemie aus und Jawlensky gehörte zu den ersten, die schwer erkrankten. Auf Anweisung verschiedener Ärzte entschied der Künstler sich, so bald als möglich in den Süden zu gehen. Im April 1918 siedelte die Familie mit Werefkin ins Tessin über. Jawlensky war hier vor allem von der Natur angetan: „Die folgenden drei Jahre in Ascona waren die interessantesten meines Lebens, da die Natur dort so stark und geheimnisvoll ist und einen zwingt, mit ihr zusammenzuleben: Die wunderbare Harmonie am Tage und etwas sehr Unheimliches in der Nacht. Wir kamen nach Ascona Ende März und mieteten gleich am See eine italienische Wohnung. Es war Regenperiode, und es regnete den ganzen Tag ununterbrochen, mal stärker, mal schwächer. Aber es war bezaubernd, denn es war warm, und die Knospen platzten auf. Der Lago Maggiore war sehr melancholisch, oft mit Nebeln, die über das Wasser fuhren. Hier malte ich meine Variationen, oft inspiriert von dieser Natur. Nach ein paar Monaten siedelten wir in ein anderes Haus unmittelbar am See über. Wir hatten eine sehr schöne Wohnung mit einem Garten direkt am See. Es war das letzte Haus von Ascona. Gleich daneben fing die Campagna an, und diese Campagna war bezaubernd schön wie ein Traum. Ich bin sehr oft allein in sonnigen Tagen dahin gegangen. Und was ich dort gesehen und erlebt habe, ist kaum möglich zu sagen. Auch ging ich gegen Abend an düsteren Tagen, als in Ascona eine Epidemie von schwerer Grippe war und wo beinahe jede Stunde der Campanile den Tod eines Menschen verkündete. Es war unglaublich unheimlich. Ja, ich habe in Ascona sehr viele starke Erlebnisse gehabt, wenn ich abends mit einer Laterne in die Berge ging, um meine Freunde zu besuchen. Man mußte immer an der Madonna Nero vorbeigehen, besonders im Winter, wenn es stockdunkel war und nur ein kleiner Streifen Licht aus meiner Laterne auf die Erde fiel. Ich stand immer vor dieser Madonna, die in einer Nische in einer kleinen Mauer stand, und horchte auf etwas. Es war dunkel, es war still, es war unheimlich. Da erinnerte ich mich immer, daß die Einheimischen sagten, daß dort in der Dunkelheit Vampire flögen, und keiner von ihnen ging des Nachts dort vorbei.“[59]

In Ascona entstand auch die vierte Serie, die ABSTRAKTEN KÖPFE, die aufgrund ihres geometrischen Charakters auch KONSTRUKTIVE KÖPFE genannt werden. Eines der ersten komponierten Bilder dieser Serie bezeichnete Jawlensky selbst als URFORM (Seite 113). Dieser programmatisch anmutende Titel ruft unwillkürlich die Worte des schon erwähnten Otto Fischer in Erinnerung, der in seinem Buch DAS NEUE BILD zur Kunst der Neuen Künstlervereinigung München schrieb: „Alle Formbildungen eines Künstlers sind

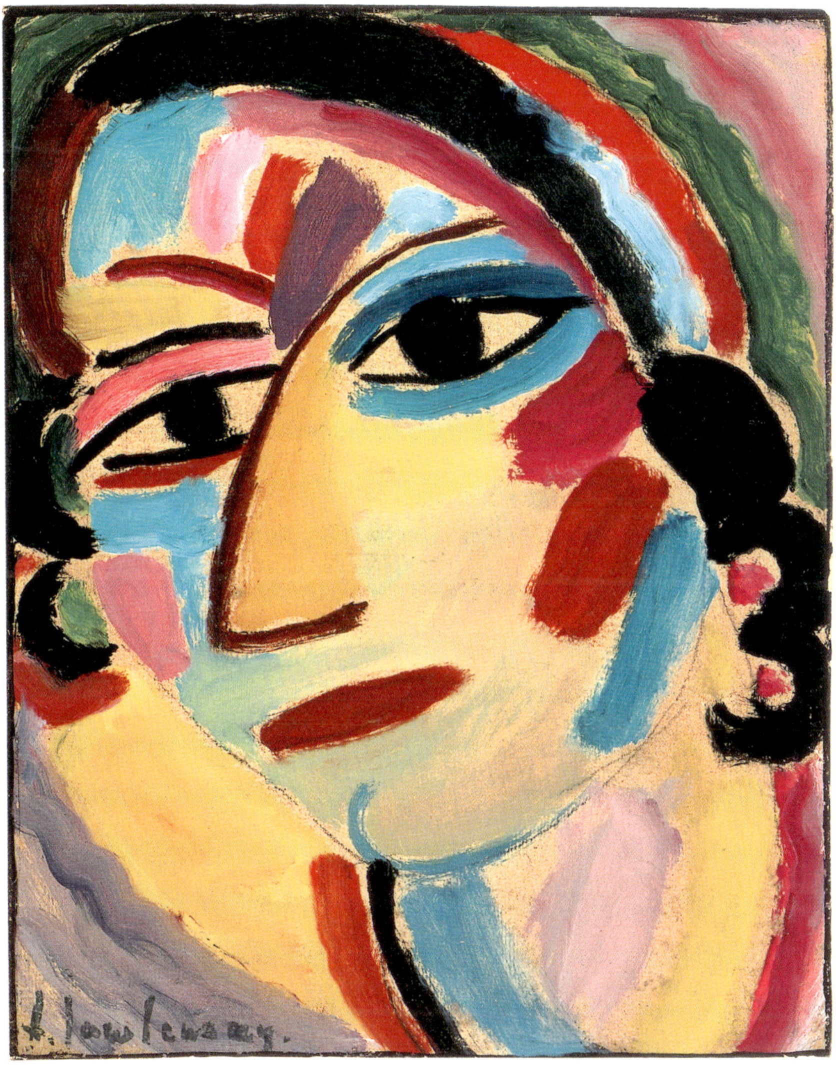

Mystischer Kopf: Galka 1917

die Äußerungen einer geheimnisvollen Urform in seinem Inneren. Je reiner und je mächtiger diese Urform in seinen Werken sich auswirkt, desto reifer und desto größer ist der Künstler, der sie schuf. Je klarer jenes innere Gesetz in der äußeren Fügung des Bildes sich wirkend zeigt, umso vollendeter das Werk."[60]

Von Jawlensky selbst gibt es zu diesem bedeutenden Werk keinerlei Kommentar. Emmy Scheyer übernahm auch hier die Aufgabe, seinen Empfindungen und Gedanken Ausdruck zu verleihen. Die von der Scheyer nur für Jawlensky bestimmten Äußerungen wurden in der zweiten Monographie Weilers 1959 veröffentlicht. Sie lauten: „Jawlensky hat den menschlichen Kopf als solchen in eine Sprache des abstrakten Lebens transponiert, hat ihn aus seinem Erdendasein herausgehoben, um die Seele und den Geist zu manifestieren. Die neuen Gesetze, die er dabei gefunden hat, sind mathematische. Er hat die Gesetze der anderen Künste in seine Bilder hineingenommen: die Architektur in den Gleichgewichten der Farben, die Musik in dem klanglichen Rhythmus der Farben, den Tanz als Linie der Farben, die Skulptur als Form der Farben, die Poesie als Inhalt oder als Wort der Verkündigung der Farben, die Malerei aber als symphonische Zusammenfassung."[61]

Der Brief schließt mit Scheyers Bemerkung, daß hier Werke entstanden seien, die ewige Gesetze enthalten. Für Weiler ist das Gemälde eine idealistische Formel, kühl, fast abweisend in seiner Härte. [62] Das strenge Bild erscheint in der Tat unnahbar: die kühle Farbgebung, die Gesichtsgeometrie, die geschlossenen Augen – all das trägt zu diesem Eindruck bei. Jedoch gilt es festzustellen, daß das Gemälde URFORM eine unvergleichliche, nämlich substantielle Qualität hat, ganz im Sinne von Descartes, der die Substanz als das kennzeichnete, was zu seiner Existenz (Sein) keiner anderer Existenz bedarf. So ist die URFORM zugleich Urstoff für die gesamte Serie der ABSTRAKTEN KÖPFE.

Auch Weiler stellte sich die Frage, ob Jawlensky zu seiner Urform selbst gefunden hat oder ob er Anregungen von außen aufnahm. Mit Sicherheit kannte Jawlensky Versuche der mit ihm bekannten Künstler hinsichtlich abstrakter oder geometrischer Kompositionen. Doch sogar Hans Richter, einer der führenden Dada-Köpfe, war überrascht, als Jawlensky in Zürich eigene Vorstellungen vorlegte: „Jawlensky, der gar nicht zur Dada-Gruppe gehörte, trat plötzlich mit einer Serie von weitgehend abstrakten Variationen von Köpfen auf, die auf mich einen besonderen Eindruck machten... Jawlenskys zahlreiche musikalische Kopf-Variationen gehörten für mich zu den besonderen Eindrücken dieser Zeit. Möglicherweise haben sie meine eigenen Versuche (zu einer Gesetzmäßigkeit zu kommen) beeinflußt, die ich ebenfalls an Köpfen unternahm.“[63]

Von den MYSTISCHEN KÖPFEN entstanden über 100 Variationen, von den HEILANDSGESICHTEN etwa 300 und von den ABSTRAKTEN KÖPFEN über 1300 Werke.

Schon 1917 war Galka mit Verkäufen für Jawlensky erfolgreich. Bereits zwei Jahre später erstellte sie mit seinem Einverständnis eine Monographie, in der auch einige Werke abgebildet werden sollten. Leider erschien diese Publikation nie, da der Verleger aus finanziellen Gründen sein Vorhaben nicht ausführen konnte. Von dieser ersten Enttäuschung ließ sich Emmy nicht beeindrucken und fuhr fort, eine andere Lieblingsidee in die Tat umzusetzen. Sie überzeugte Jawlensky von der Notwendigkeit einer großen Wander-Ausstellung durch Deutschland. Dies würde garantieren, daß der Name Jawlensky einem großen Publikum wieder in Erinnerung gerufen würde. Kunsthändler wie Paul Cassirer in Berlin oder Fritz Gurlitt waren ihr bereits bekannt. Am 12. Januar 1920 ließ sie Jawlensky wissen: „Es handelt sich im Moment nicht so sehr darum zu verkaufen in Deutschl. , eben weil die Valuta so schlecht ist, es handelt sich darum vor Allem Ihren Namen wieder viel zu hören. Wie das machen? Ich finde, Sie müssen viel u. alle Sachen (Sie besitzen so sehr viele gute, alles von vor dem Krieg) ausstellen zu Preisen, die Sie in Frs. berechnen. Vielleicht wird es zu teuer u. Sie werden nicht verkaufen? Was schadet das? Aber Sie werden viel genannt, besprochen werden u. das gibt mehr Chance auch zu verkaufen, wenn nicht jetzt so später.“[64]

Emmy engagierte sich bis zu ihrem Abschied aus Deutschland 1924 sehr für das Werk Jawlenskys. In Deutschland war sie dauernd unterwegs, um mit Kunsthändlern, Museumsdirektoren, potentiellen Käufern zu sprechen und sie auf Jawlensky aufmerksam zu machen. Am 22. Juni 1920 schlossen beide einen Vertrag:

„Zwischen Herrn A. v. Jawlensky u. Frl. Scheyer wird folgendes vereinbart: Herr Jawlensky engagiert hierdurch Frl. Scheyer als Privatsekretärin. Frl. Scheyer soll kein festes Gehalt bekommen, vielmehr soll sie als Vergütung für ihre Tätigkeit nur einen Prozentsatz von dem Erlös der Arbeiten erhalten, welchen sie durch den Verkauf derselben direkt oder indirekt erziehlt. Insgesamt soll Frl. Scheyer berechtigt sein, von dem Kaufpreis 45% zu behalten, jedoch mit der Verpflichtung hiervon die Luxussteuer (15%) u. die Provisionsansprüche der Kunsthändler oder Kunstinstitute zu bezahlen... Die Vergütung, welche Frl. Scheyer nach Abzug

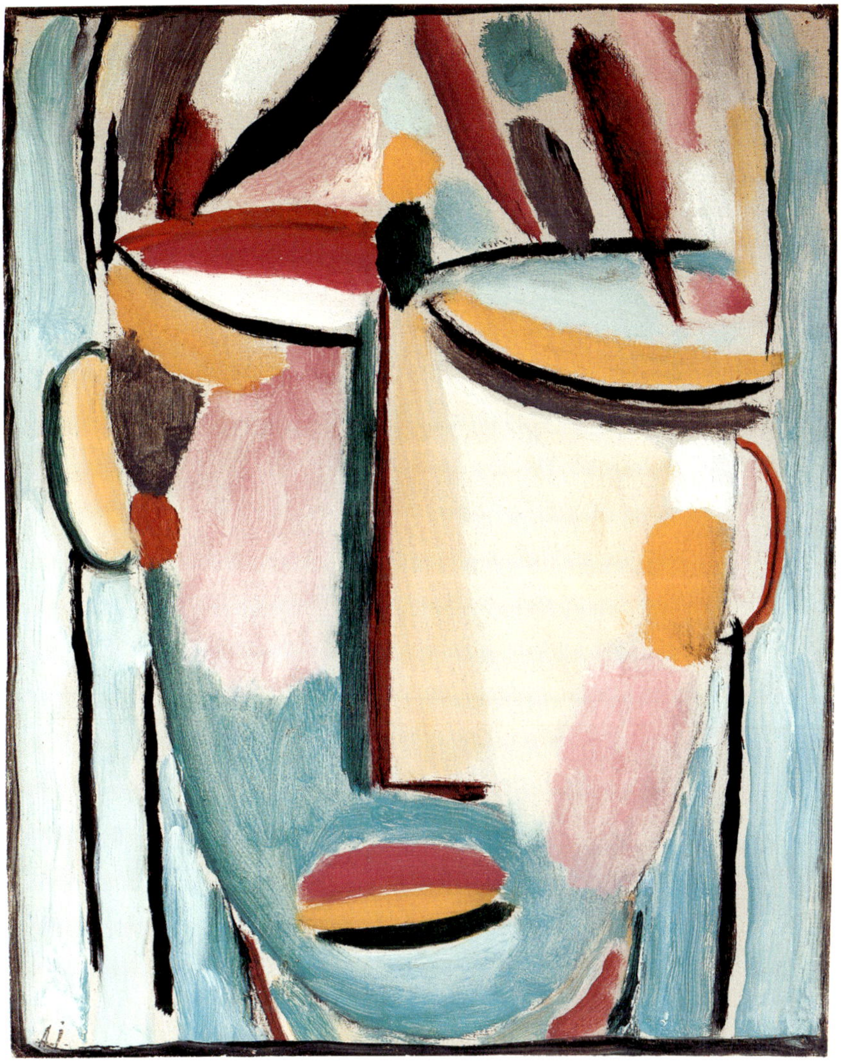

Heilandsgesicht: Tod II ca. 1919

der Luxussteuer u. der Ausgaben an Kunsthändler u. ähnlicher Institute verbleibt muss mindestens 10% sein. Ausserdem soll Frl. Scheyer die Bahnspesen (2. Klasse) u. sonstige bare Auslagen, welche sie im Interesse Herrn von Jawlensky macht, ersetzt erhalten. Frl. Scheyer wird verpflichtet Herrn Jawlensky jederzeit über Ihre Tätigkeit Auskunft zu erteilen. Vorstehendes Abkommen ist nur unter Innehaltung einer Frist von 12 Monaten kündbar. Während der Dauer des Vertrages kann die Frl. Scheyer erteilte Vollmacht nicht wiederrufen werden. Nach dem Tode von Frl. Scheyer endigt dieser Vertrag. Sollte Herr von Jawlensky versterben, so wird dadurch die Dauer des Vertrages unter denselben Bedingungen gehalten. Berlin, vom 22. Juni 1920."[65]

1921 schließlich wurden ihre Bemühungen durch einen schönen Erfolg gekrönt: das Neue Museum Wiesbaden zeigte eine Retrospektiv-Ausstellung, die auch in einigen anderen Städten präsentiert wurde, so u. a. in Barmen (Ruhmeshalle) und in Mannheim (Kunsthalle). Im nächsten Jahr wurde sie dann u. a. im Essener Kunstmuseum, im Hagener Museum, im Weimarer Museum sowie im Erfurter Kunstverein und in der Dresdener Galerie Emil Richter gezeigt – durchweg wichtige Orte in der Kunstlandschaft der Weimarer Republik.

Jawlensky erhielt während der Ausstellungstournee 1921 und 1922 begeisterte Kritiken in Fachzeitschriften und Zeitungen. Die Kritiker schätzten sowohl das Frühwerk mit den stark expressiven Vorkriegsköpfen wie auch die kurz vorher entstandenen VARIATIONEN und die ABSTRAKTEN KÖPFE, in denen sich das Gesicht als geometrisches Gebilde äußert.

Zur Ausstellung in der Mannheimer Kunsthalle schrieb in der NEUEN BADISCHEN LANDESZEITUNG Anton Schnack folgende Eloge: „Alexej von Jawlensky ist geborener Russe, nicht mehr jung, seit einem Lebensalter auf deutschem Boden lebend, nur durch die Episode von St. Prex in der Schweiz unterbrochen. Diese Episode, die einen religiösen und mystisch geneigten Menschen in die Schweiz trieb, war der Krieg und hiess ihn durch Einsamkeit, Armut, Schwermut und Verlorenheit gehen. Aus dieser Episode stieg der Primitivist, der seine Form zu ein paar Formeln vereinfachte. Der byzantinische, leidenschaftliche und feurige Farbenschwelger verlässt die Gärten in blutigem Rot, furchtbarem Schwarz, sinnlichem Violett, rauschendem Grün und erhabenem Gold, um in eine Dämmerung der Farben einzutauchen, in eine zarte, fast melancholische Symphonie, die Seele heisst, die Seele sagt und die Seele will.

Ich sage: das asiatische Antlitz. Die ersten Bilder sind Byzantiner: schmale Männerköpfe, mehr aber Gesichter von Frauen, auf einem leidenschaftlichen Hintergrund, sich emporstreckend über den mosaikartigen Glanz eines heissen Glaubens, eines dämonischen Schwarz oder eines feurigen Rot. Es sind Gesichter einer grossen Sinnlichkeit, deren Feuer in den Lippen sitzt, in einem schwülen, kokett-haften Stil, mit den geschlitzten, schweren und heissen Augen des Asiaten. Die Farbe ist Ausdruck der Wollust. Die Farbe ist Ausdruck einer seelischen Geladenheit und Feurigkeit, irdisch, diesseits, sinnlich, fleischlich. Es sind Lüstlinge, Fanatiker im Eros und im Gottesdienen, Inbrünstige, Dämonische, Besessene, Erhitzte und Erglühte. Dies ist die Metaphysik dieser Bilder der ersten Periode, in denen der asiatische Mensch in seiner Ekstatik, Wildheit und Ungezügeltheit ist. Von van Gogh bestürmt und von Cézanne wieder gebändigt: dies scheint dieser Jawlensky zu sein...

Die Ausstellung umfasst an die sechzig Bilder, die... zwei

Entwicklungszeiten angehören, dem früheren und dem jetzigen Jawlensky. Einige erregte und erregende Akte von grosszügiger und entwickelter Linie, voll dumpfer sklavischer Lethargie, sind Werke des frühen Jawlensky, wo sich das Elementare in ungehemter Linie ausprägte. Der Krieg und das Chaos, das aus ihm wie ein giftiger und furchtbarer Dampf aufstieg, gab anscheinend Jawlenskys Schaffen eine Wendung zum endgültig Primitiven hin, zum Einfachen, zum Innensinnlichen, zum Seelischen und zum Geistigen.

Welt ist ihm das Antlitz. Das Antlitz ist ihm Landschaft, in die er eintaucht, die er beschreibt mit den Feuern seiner Seele, seiner Geheimnisse, seiner Schwermütigkeit und seines Dandytums. Der erste Eindruck ist: ein nervöses, von Religion und mystischer Verzauberung bewegtes malerisches Talent mit unentwegtem, fast fanatisch experimentellem Einschlag. Die Ausstellung zeigt die Linie seiner Entwicklung, die mit den Jahren 1907 beginnt und bis in das Jahr 1920 hineinreicht, das Ergebnis ist: Form wird Mathematik. Damit ist aber das Wichtigste bei Jawlensky, die farbliche Ausdruckskraft nicht beachtet. Jawlensky kommt allmählich zu einer feststehend starren Form, dem Oval, das bei ihm keine Willkürlichkeit oder eine pedantische Spielerei zu sein scheint, sondern Symbol und Gesetz. Seine Köpfe sind vertikale Ovale, die immer mehr länglich, aufsteigend und höher schwellend werden… Auch die Landschaften sind nicht formreicher, auch hier das symbolhaft verwandte Oval, das in immer neuen Variationen und Verschiebungen abgewandelt wird.

Entscheidend ist auch hier die farbige Vielfältigkeit und Ausdrucksstärke, die im Gegensatz zu den grossen, fast fleischlichen und feurigen Fanfaren der byzantinischen Bilder, nun innige, zärtliche und melancholische Melodien geworden sind. Es sind die Farben des Moll: Grau, stilles Braun, traumhaftes Schwarz, mitternächtliches Blau, beklommenes Gelb, inniges Rosa. Da und dort ein stärkerer Klang in Gelb, in Grün oder in Violett. Jawlensky musiziert mit Farben. Das kokottenhafte der Gesichter ist in eine schmerzliche und gedrückte Traurigkeit verwandelt. …

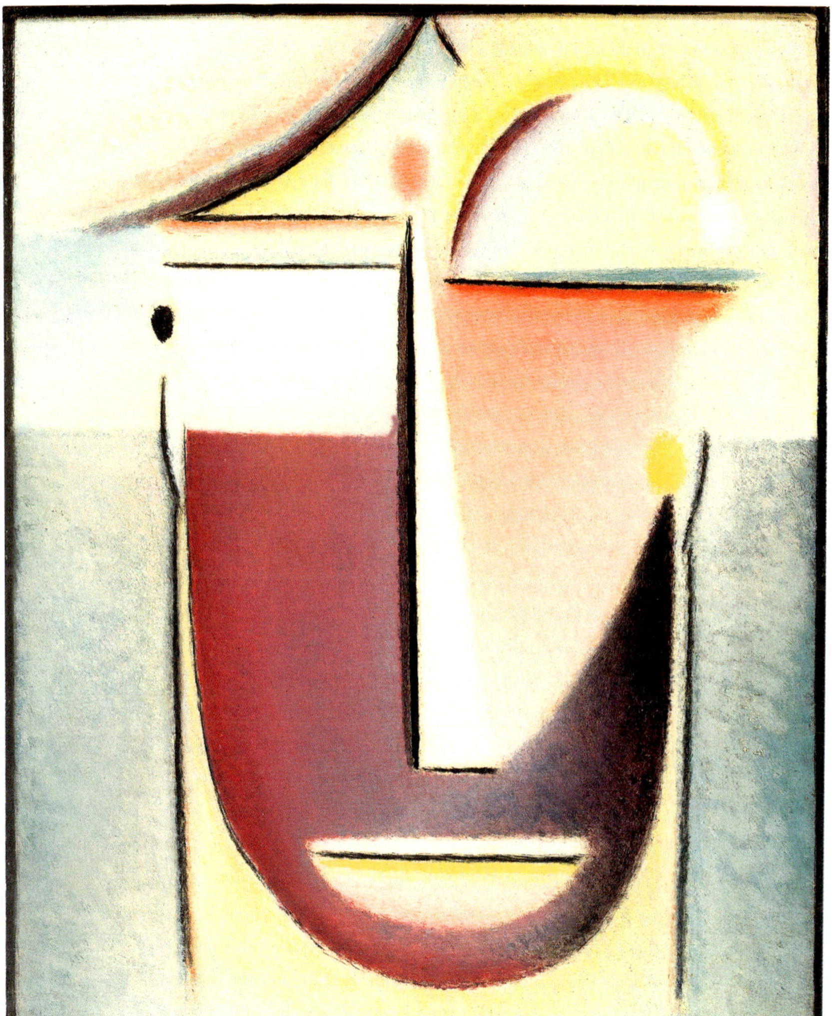

Abstrakter Kopf: Urform 1918

Hinter den Fenstern von St. Prex wurde dieser Russe erst Russe. Da scheint er seine endgültigen und letzten Gesetze erfüllt zu haben. Gesetze, die skeptisch betrachtet werden können. Dem einen sind sie Hekuba, dem anderen Heiligtum. Jedenfalls sind sie Gesetze eines ernsten Menschen und mit sich ringenden Künstlers."[66]

Von anderem Charakter, nüchterner und weniger überschwenglich, war die Kritik in der ARBEITER ZEITUNG in Essen 1922. Der Rezensent ließ wissen: „Auch in der Kunst gibt es eine Liebe auf den ersten Blick. So ist es mir mit dem jüngst hier besprochenen WINGEN gegangen, dessen ungebändigte junge Kraft unserer Stadt hoffentlich erhalten bleibt. Und dann gibt es eine Liebe, die nur ganz langsam gewonnen wird. So wird es manchem mit ALEXEY VON JAWLENSKY, dessen Werke gegenwärtig, aber nicht allzu lange im Hans-Goldschmidt-Haus gezeigt werden. Allerdings – und das sei denen gesagt, die moderner Kunst gegenüber noch immer nichts als Kopfschütteln und Lachen kennen – so die Reihe entlang gehen, wie man es früher in grossen Bilderausstellungen gewohnt war, ein paar hundert Landschaften, Genrebilder, Porträts an der Hand des Katalogs mit mehr oder minder kühlem Blick flüchtig mustern und dann mit der gleichen Regung oder sagen wir richtiger Regungslosigkeit, wie sie etwa der Besuch des Zoologischen Gartens hinterlässt, die neueste Zeitung in der Hand, heimzufahren, befriedigt, dass man auch in der ‚diesjährigen' gewesen, so kann man diese Schöpfungen nicht betrachten.

Bei Jawlenskys Bildern der älteren Epoche, im grossen Saal unten und im ersten Stock, wird man freilich über das Gegenständliche nirgends im Zweifel sein. Wer noch ganz in der alten Kunst lebt, wird natürlich wieder einmal entrüstet fragen, warum in aller Welt man mit fingerdicken Umrissen, warum man grüne Frauenköpfe mit unheimlich grossen, steil gestellten Pupillen, warum man überhaupt so graulich malen müsse und wird dann sein höchst einfaches Kunstgesetz entwickeln. Nur schade, dass sich die Künstler – und auf sie kommt es doch schließlich auch an – nicht darum kümmern, sondern schaffen wollen, wie es sie drängt. Aber vielleicht wird selbst der befangene Betrachter durch die beiden Bilder der buckligen Frau, durch einen oder den anderen Kopf oder ein paar Landschaften gefesselt, schon hier erkennen oder wenigstens ahnen, welch tiefen Seelengehalts dieser Künstler in seinen Linien und Farben fähig ist.

Aber der Jawlensky dieser Epoche ist noch nicht der Künstler, der ganz eigenes zu geben hat. Ihn lernt man erst durch die ‚Variationen' und ‚Köpfe' kennen. Von den ersten muss man wissen was bei einigen noch ganz deutlich ist, dass sie hervorgingen aus einem eng umschlossenen, vom Fenster geschauten Landschaftsausschnitt, den der Künstler zunächst wie vor ihm andere, in den verschiedensten Naturstimmungen malte, dann aber, noch immer unbefriedigt, mit Form und Farbe in sich sog und endlich, nur noch ganz lose formal gestützt, aber um so tiefer erlebt, von innen heraus farbig gestaltete. Hier kann der Betrachter naturgemäss nicht immer mit dem Künstler Schritt halten. Aber bei irgendeiner Tönung dieser ‚Variationen' wird wohl jeder einen verwandten Klang in sich widerhallen fühlen. Mir haben's die weichen Töne der vorletzten Epoche angetan: Frühlingsnacht, aufgehende Sonne, Mond und Schneestimmung.

Und so wie Jawlensky in den Variationen in immer neuen Versuchen bemüht ist, einer inneren drängenden Forderung zu genügen, ebenso gewaltig, fast noch erbarmungsloser beherrscht ihn sein Dämon in den ‚Köpfen'. Mit einer heiligen Inbrunst und Einfalt sondergleichen, als stände ihm nur e i n Mittel der Erkenntnis zu Gebote, ertastet er, feinnervig wie etwa die sinnenarme Helen Keller, die feinste Regung im Oval des menschlichen Antlitzes, spürt er allen Runen und Furchen nach, die inneres und äusseres Erleben ihm eingemeisselt. Und wenn man dann und wann auch Modelle wiederzuerkennen glaubt, sollen doch nirgends Porträts, sondern immer nur Schicksale, Begegnungen, Erlebnisse gegeben werden, die mit allen ihren Spiegelungen in einem Schmelz von bezwingender Weiche aufglänzen. Für die Bekanntschaft mit diesem eigenartigen starken Künstler, der, nahezu ein sechziger, einer so jünglingshaften Inbrunst nach der letzten Form, der letzten Farbe fähig ist, wollen wir bei aller Förderung unserer deutschen Meister der Museumsleitung Dank wissen."[67]

Die unermüdliche Galka kümmerte sich nicht nur um die Transporte, um die Hängung der Bilder in den Museen, um Ein- und Ausrahmung, sie hielt selbst Vorträge zur Kunst Jawlenskys und führte interessierte Gruppen durch Ausstellungen. Jawlensky ist über alle Maßen dankbar, daß sie das gesamte Management übernahm, und schrieb ihr am 21. April 1921: „Ich habe meine Kunst in Ihre Hände gelegt und werde noch steigern um Ihnen zu zeigen, daß ich leben möchte um immer weiter zu gehen.“[68]

Die Wiesbadener Ausstellung wird zum Triumph für Jawlensky. Er, der jahrelang in der Schweiz, isoliert vom großen Kunstgeschehen, mit bescheidenem Auskommen leben mußte, verspürte jetzt Aufwind. Wieder nach Deutschland zurück oder in der Schweiz bleiben – diese Frage beschäftigte ihn nachhaltig. Emmys Erfolg machte die Entscheidung für ihn sicherlich leichter. Am 16. Februar 1921 meldete sie bezüglich der Wiesbadener Ausstellung: „Fabelhafter Erfolg!!! 20 Bilder verkauft 2 noch in Unterhandlung. Ja mein lieber Freund, ein erster grosser Erfolg!! ... Fabry (Leiter des Kunstvereins in Wiesbaden) hat 5 Bilder gekauft noch Bronze Kopf 1912 (Stilleben mit weisser Blume), Variation ‚Melancholie‘ heller Kopf (wie beschrieben u. ebenfalls schon erwähnte Pappe). Alle Leute lassen Sie herzlich grüssen u. haben alle einen Jawlenskyfimmel. – Geld wie Heu! Ich schreibe bald Einzelheiten, aber Sie haben viel verdient. – Tod II heller Kopf brachte netto für Sie f. Mark. Manche sind gut bezahlt, manche habe ich billig gelassen, wo es nötig war. Fast alle sind aus der Reserve gekauft. 5 aus der Ausstellung. Bitte senden Sie mir nach Barmen von alten hellen Köpfen (besonders geschlossene Augen) sofort unaufgeklebt.“[69]

Noch Ende Mai 1921 siedelte Jawlensky nach Wiesbaden über, Helene und Andreas folgten ihm im nächsten Jahr. Die Beziehung mit Marianne von Werefkin war in den letzten Jahren in Ascona sehr von Auseinandersetzungen belastet, so daß er nach offensichtlich langem Ringen sich entschloß, die Trennung herbeizuführen. Erst in Deutschland konnte er Helene heiraten, da die Werefkin solches Ansinnen Jawlenskys immer vereitelt hatte.

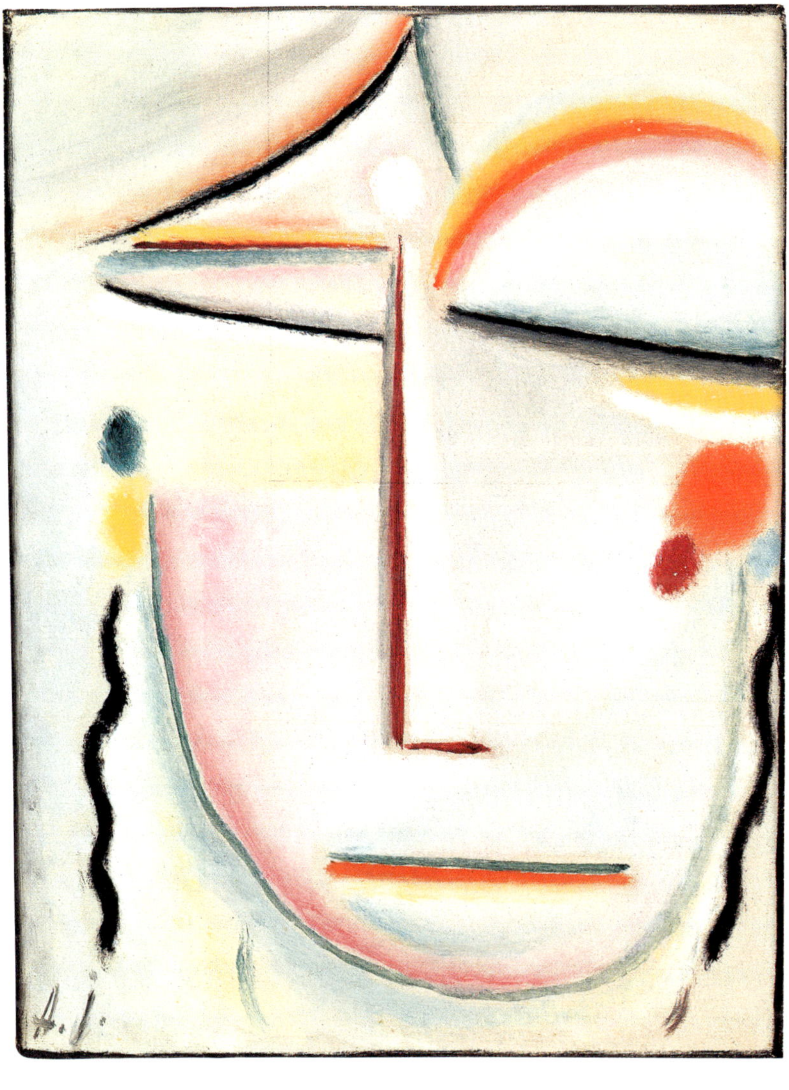

Abstrakter Kopf: Erleuchtung II, 1919

Während der sieben Jahre Abwesenheit in Deutschland hatten sich vornehmlich Adolf Erbslöh und Lili Klee um die Wohnung und das Atelier in der Giselastraße in München gekümmert. Bis 1920 war es Jawlensky nicht möglich gewesen, nach München zu reisen, um den Haushalt aufzulösen. Seinen van Gogh sowie einige wenige Gemälde hatte ihm der befreundete Schweizer Künstler Cuno Amiet bereits 1914 nach St. Prex gebracht, doch der überwiegende Teil mußte zurückbleiben. 1919 reiste Emmy Scheyer nach München, um sich im Atelier Jawlenskys umzusehen und ihre Ausstellungen zu planen. Sie staunte nicht minder über das, was sie vorfand, denn vieles kannte sie nur aus Erzählungen Jawlenskys. Emmy kam es so vor, als ob sie einen Schatz gehoben hätte – sie war grenzenlos begeistert.

Als Jawlensky zwecks Haushaltsauflösung 1920 selbst nach München kam, zeigte er sich Freunden und Bekannten gegenüber wie immer großzügig. Er verkaufte für ein paar Mark Pappen und Gemälde, die er nicht für besonders gelungen hielt. Einige unfertige Bilder wurden sogar bedenkenlos verschenkt. Emmy brachte dieses sorglose Verhalten ihres Künstlers auf die Palme. Als sie davon erfuhr, ließ sie ihm mitteilen: „Bitte schreiben Sie sofort wer damals die alten Pappen gekauft hat aus dem Atelier – Unbedingt muss ich das schnell wissen. Man sagt, man kaufe bei Golz (sic) Jawlensky so teuer u. findet ihn wo anders für 60 Mark. Also fragen Sie die liebe Helene. Das war eine grosse Unvorsichtigkeit den Markt event. mit minderwertigen Jawlenskys zu füllen.“[70]

Im Laufe der Zeit entwickelte die Scheyer eine äußerst ausgeklügelte Verkaufsstrategie, handelte gelegentlich jedoch eigenmächtig. Beim Auspacken verschiedener Kisten mit Bildern, die sie von Jawlensky erhielt, entdeckte sie einige beidseitig gemalte Werke: „Ehe ich 2 seitig bemalte einrahme, überstreiche ich eine Seite. – Was für ein Glück, dass das nicht im Museum ausgepackt wurde! Niemand darf sogar wissen, daß noch frühere Arbeiten da sind. Denn Sie wissen lieber Freund wie die Menschen sind! Sagt man ihnen die Vorkriegsbilder kann Jawlensky nicht mehr malen u. davon hat er nur wenig, dann erzielen Sie wenigstens etwas bessere Preise. Wenn diese masse Bilder gesehen würden (die doch sehr verschiedenartig sind) das gäbe nur die Idee von Überproduktion.“[71]

Im Juli 1922 kam es zwischen der Scheyer und Jawlensky zu einer schweren Krise. Jawlensky hatte sie mehrmals gebeten, ihm Listen der bei ihr befindlichen Werke zu schicken, was sie in ihrer hektischen Betriebsamkeit gänzlich vergaß. Von außen – vermutlich von einem mit Emmy verfeindeten Kunsthändler — wurde Jawlensky zugetragen, daß Emmy bereits eine grössere Anzahl von Gemälden unterschlagen habe. Jawlensky beschloß daraufhin, ihr als Händlerin zu kündigen. Emmy war verzweifelt. Eine Aussprache brachte zwar die von Emmy erhoffte Aussöhnung, das Verhältnis der beiden hatte jedoch für den Augenblick gelitten.[72]

In seiner neuen Heimat fand Jawlensky schnell neue Freunde. Zu seinem Kreis gehörten u. a. das Sammlerehepaar Tony und Heinrich Kirchoff, der Architekt Edmund Fabry und der Bildhauer Eduard Vinetzky. Später kam die junge Kunstgewerblerin Lisa Kümmel, die Jawlensky bei der Ordnung seines Ateliers und bei der Erstellung des Werkstattverzeichnisses helfen sollte, hinzu. Ihr diktierte Jawlensky auch seine Lebenserinnerungen. Ebenfalls zu Jawlenskys Kreis gehörte der Wiesbadener Maler Otto Ritschl sowie die Kunsthistorikerin Mela Escherich, die mehrere Texte für ihn schrieb und Vorträge über seine Kunst hielt. Jawlensky fühlte sich – vor allem nach dem grossen Erfolg im Wiesbadener Museum – in dieser Stadt sehr wohl. Er bezog mit seiner Familie zunächst in der Nikolasstraße 3, später in der Beethovenstraße 9 eine Wohnung.

In den nächsten elf Jahren malte der Künstler vornehmlich seine Abstrakten Köpfe, gelegentlich entstanden auch Auftragsarbeiten für Sammler und Freunde, so diverse Porträts der Tony Kirchoff, die sie sich zum Geburtstag u. ä. Anlässen wünschte. Verschiedene Sammler wurden auf ihn aufmerksam, unter ihnen Paul Bachrach, Zürich; Willem Beffie, Amsterdam; Ida Bienert, Dresden; Paul Citroen, Berlin/Amsterdam; Arthur Jerome Eddy, Chicago; Herbert von Garvens-Garvensburg, Hannover; Karl Gröppel, Bochum; Käthe und Otto Henkell, Wiesbaden; Bernhard Meyer, Zürich; Oskar Miller-Biberisk, Solothurn; Charles im Obersteg, Genf/Basel; Otto Ralfs, Braunschweig; Alfred Rose, Berlin. Nach seinem Ableben fanden Werke von Jawlensky auch Eingang in solch bedeutende Sammlungen wie die von Klaus Gebhard, Hisanori Munakata (Tokyo), August und Eduard Freiherr von der Heydt, Rudolf Ibach oder Gottlieb Reber.[73]

1922 gab der Nassauische Kunstverein in Wiesbaden eine Graphik-Mappe mit sechs Lithographien (abstrakte Köpfe) heraus. Eine weitere Lithographie entstand für die IV. Bauhaus-Mappe. Graphische Arbeiten nehmen im Gesamtwerk Jawlenskys eine Sonderstellung ein; er hat nur wenige hergestellt, da er sich ausschließlich als Maler verstand und konsequent an seinen Gemälden arbeitete. Weiler zitiert Jawlensky mit dem Ausspruch: „Ich arbeite, zeichne, zeichne Köpfe und habe Angst, daß ich dort zu wenig sage. Meine Sprache ist doch die Farbe."[74]

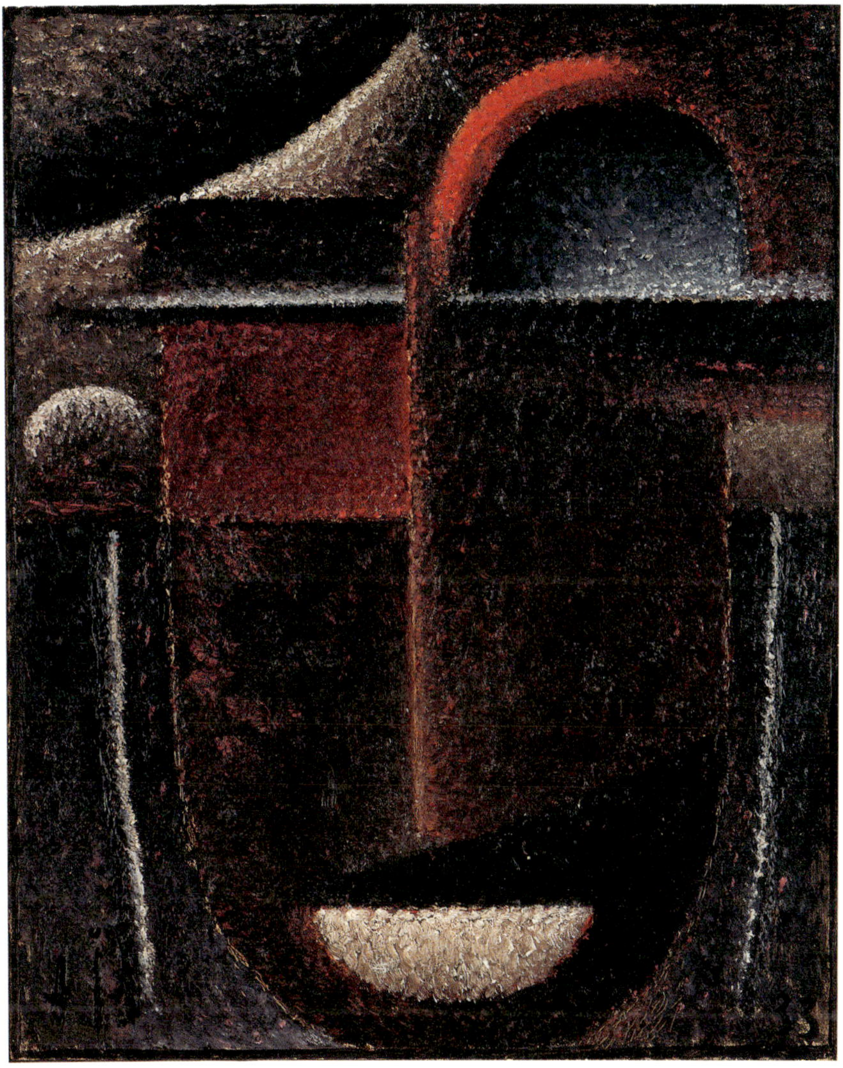

Abstrakter Kopf: Schwarzes Schauen 1933

Zeit seines Lebens hat Jawlensky keine Stelle als Lehrer angetreten. Er lehnte eine ihm angebotene Professur am Bauhaus in Dessau ab, da er der Meinung war, Kunst sei nicht lehrbar. So mußte Jawlensky, im Gegensatz zu Wassily Kandinsky, Paul Klee und Lyonel Feininger, die alle Bauhausprofessoren waren, bis zuletzt von den Verkäufen seiner Kunst leben – in der inflationsdurchschüttelten Weimarer Republik ein großes Wagnis!

Die Idee Emmy Scheyers, nach Amerika zu gehen, um dort ihre händlerischen Unternehmungen weiterzuführen, hatte unmittelbar mit der desolaten Wirtschaftslage in Deutschland zu tun. Nachdem die Scheyer auch Wassily Kandinsky, Paul Klee und Lyonel Feininger kennenlernte, reiften ihre Pläne, ihre vier Künstler in Amerika einem großen Publikum vorzustellen. In vielen Gespächen und Briefen diskutierte sie ihre Idee mit den vier Künstlern und man kam überein, Emmy als Kunsthändlerin für Amerika einzusetzen. Die Gruppe sollte mit ihren Werken in Übersee als DIE BLAUE VIER auftreten. Folgender Vertrag wurde mit der Scheyer geschlossen: „Der Kunstmaler Professor Lionel Feininger, Professor Alexej von Jawlensky in Wiesbaden, vertreten durch Frau E. Scheyer, Professor Wassily Kandinsky und Professor Paul Klee in Weimar treten zur FREIEN GRUPPE DER BLAUEN VIER zusammen, um als solche für Ausbreitung ihrer künstlerischen Ideen im Ausland, insbesondere durch Vorträge und Ausstellungen zu wirken. Sie übergeben zu diesem Zwecke Frau Emmy Scheyer, die demnächst nach Amerika fährt, eine Reihe von Bildern und sonstiges Material, damit Frau Scheyer für sie in der angegebenen Richtung tätig wird. Frau Scheyer ist befugt, für die Ideen anderer Künstler im Ausland zu wirken, doch darf dies nicht unter der Bezeichnung der Gruppe der BLAUEN VIER geschehen, insbesondere dürfen Bilder anderer Künstler nicht unter der Bezeichnung dieser Gruppe ausgestellt werden.“[75]

Der Name DIE BLAUE VIER war bewußt in Anlehnung an den BLAUEN REITER gewählt. Am 8. Mai 1924 fuhr die Scheyer mit dem Dampfer DEUTSCHLAND nach Übersee und traf zehn Tage später in New York ein. Hier nahm sie zunächst an der Ostküste ihre Mission auf, kurze Zeit später siedelte sie allerdings nach Los Angeles über. Sie organisierte unzählige Ausstellungen, zu denen auch immer Vorträge gehalten wurden, und hatte Erfolg, jedoch nicht in dem Maße, wie sie es sich wünschte. Für Jawlensky waren ihre Bilderverkäufe und die überwiesenen Dollar lebensnotwendig, da nach dem Fortgang Galkas seine wirtschaftliche Lage zunehmend schwieriger wurde. Seit dem Ausbruch der Revolution in Rußland bekam er keine Pension mehr. So hatte Jawlensky bis zuletzt ums Überleben zu kämpfen. Seine Bilder mußten verkauft werden.

1927 lernte Hanna Bekker vom Rath, Malerin und Sammlerin, Jawlensky kennen. Seinen Werken war sie schon vorher in Ausstellungen begegnet und hatte sich gewünscht, einige seiner Arbeiten auch in ihre Sammlung aufzunehmen. Von der Notlage des Künstlers betroffen, gründete sie zwei Jahre später die VEREINIGUNG DER FREUNDE DER KUNST ALEXEJ VON JAWLENSKYS. In einem Schreiben, mit dem neue Mitglieder gewonnen werden sollten, hieß es: „Einige Freunde der Kunst Alexej von Jawlenskys haben eine Vereinigung gegründet, um dem Künstler, dessen Weiterarbeit augenblicklich gefährdet ist, seine Schaffenskraft und seine Schaffensfreudigkeit zu erhalten, und so nicht nur dem Künstler selbst, sondern allem voran auch der Kunst und unserer Kultur zu dienen. Zur Erreichung dieser Absicht bedürfen diese Freunde der Mithilfe von Persönlichkeiten, die der Kunst nahestehen, und sie wenden sich daher auch an Sie mit der Bitte, durch einen monatlichen Beitrag dem Plan zur Verwirklichung zu helfen. Um den Förderern einen Einblick in sein Schaffen zu geben, und zugleich den Versuch einer Gegenleistung zu machen, ist Herr von Jawlensky bereit, so viele Bilder zur Verfügung zu stellen, dass auf jedes Mitgliedsrecht innerhalb von vier Jahren ein Bild entfällt...“[76] Die ersten zehn Mitglieder der Vereinigung waren: Hanna Bekker vom Rath, Hofheim/Taunus; Frau Otto Henkell, Wiesbaden; O. W. Roederstein, Hofheim; Just. Rat. Dr. Marxheimer, Wiesbaden; Robert von Hirsch, Frankfurt/M. ; Frau Walther vom Rath, Cronberg; Rechtsanwalt Dr. Simon, Mainz; Eugen Koch, Mainz; Marga Stegemann, Dresden; Frl. Gans.

Durch diesen Freundeskreis konnte bittere Not erst einmal abgewendet werden. Auch Helene und Andreas trugen zum Einkommen der Familie bei. Helene eröffnete einen Schönheitssalon, den sie allerdings 1932 wieder schließen mußte, und Andreas nahm hier und dort Gelegenheitsarbeiten an.

Seit 1929 traten erste Lähmungserscheinungen der Hände und Kniegelenke bei Jawlensky auf. Der Künstler mußte sich im Laufe der Jahre vielen Kuren im In- und Ausland unterziehen, die äußerst kostspielig waren. Nicht immer linderten die Kuren seine Schmerzen, im Gegenteil, Jawlensky mußte während der Aufenthalte allerlei schmerzhafte Experimente über sich ergehen lassen. So wurden ihm 1933 alle

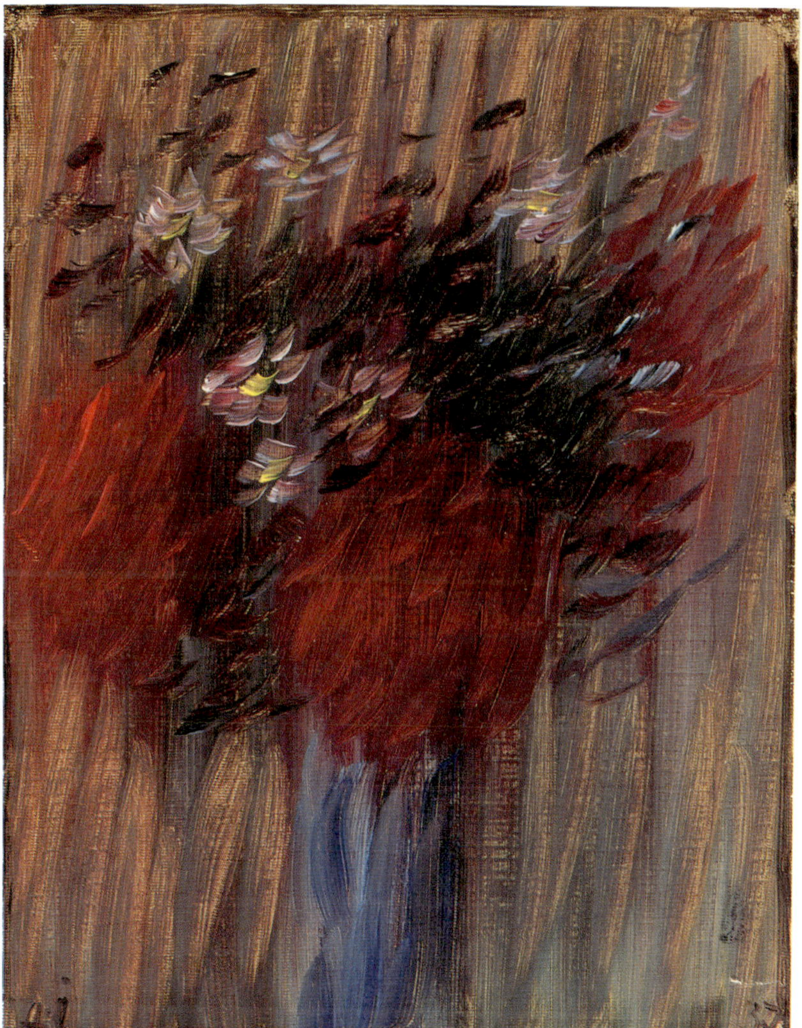

Großes Stilleben: Herbststrauß 1937

126

Zähne gezogen, er mußte Radiumwasser trinken sowie Spritzen in die Gelenke und den Kopf erdulden...

In vielen Briefen wandte Jawlensky sich während dieser Jahre verzweifelt an Freunde, besonders an Galka: „Mein Liebling Galka! Das Geld, 25 Dollar habe ich bekommen. Ich danke sehr herzlich dafür. Das Geld, jetzt, ist mir so notwendig, so notwendig! Meine Krankheit frisst soviel. Jetzt kuriert man mich mit Radium: Wasser trinken und Kompressen. Ich kann etwas besser leben. Ich leide sehr, aber ich lebe auch – ich liege nicht immer. Ich arbeite sitzend auf meinem Bett. Das einzige was ich habe – Arbeit. Aber Wille, Kraft, Nerven und Ekstase sind notwendig. In meinem Zustand ist das sehr schwer zu besitzen. Aber ich habe Wille und liebe, ich liebe die Kunst über alles. Das wissen Sie. Ich bin krank, ich bin reif, aber ich bin nicht alt. Ich spreche mit dem Gott, ich bete ihm, in meinen Arbeiten. Das ist die Reife. Die Jugend vergewaltigt (meine Vorkriegsarbeiten).

Ich habe sehr schöne Bilder. Einige sind Kunstwerke. Ausstrahlen unglaublich stark ein geheimes Leben. Und sie sind sehr schön. Das ist meine Reife. Ach Galka, wenn Sie könnten dort alle meine Arbeiten verkaufen für ein paar Tausend Mr. ich wäre glücklich. So brauche ich das Geld. Aber Sie wissen besser wie ich, was zu machen ist. Nu ja, meine liebe, schöne, gütige Galka in der Tüte. Hier ist kalt, nass, etwas Schnee. Aber ich bin immer zu Hause und sehe alles nur durch mein Fenster. Helenes Institut ist aus, geschlossen. Andrè ist unglaublich fleißig in Kaffee- und Teeverkauf. Immer lustig. Schön. Ich umarme Sie Galka von Herzen und Küsse und Liebe. Ihr A. Jawlensky.“[77]

Im November 1936, etwa ein Jahr bevor Jawlensky seine Malerei endgültig aufgeben mußte, ließ er die Scheyer wissen: „Galka, Galka, meine liebe Galka! Ach, wie ich leide. Vor einigen Tagen konnte ich vom Sessel gar nicht aufstehen und auch keinen Schritt machen. Wieder habe ich den Arzt gerufen, der schon das ganze Jahr nicht bei mir war und dem ich so viel schulde. Wieder macht er mir tiefe Einspritzungen, 15–20 auf einmal: Und nachher, den ganzen Tag, ich leide, leide ich schrecklich.

Heute habe ich in den Kreuz 20 Einspr. bekommen. Es ist 5 Uhr abends. Ich bin allein. Und mir ist so schlecht. Schmerzen, Schmerzen. Ich leide, ich muß viel arbeiten und ich tue das. Gott weiss wie lange kann ich den Pinsel halten. Ach Gott! Ich arbeite mit Ekstase und mit Thränen in den Augen und ich arbeite so lange bis die Dunkelheit kommt. Dann bin ich erschöpft und sitze unbeweglich, halb ohnmächtig und mit schrecklichen Schmerzen in den Händen, o Gott, o Gott! Ich sitze und die Dunkelheit umhüllt mich und die schwarzen Gedanken kriechen zu mir. Licht! Licht! Und (von) allen Wänden fliessen die Farben, und Galka schaut so ernst und so geheimnisvoll in meine Augen. Ich bin allein. Die Stille summt, und ich höre wie mein Herz bebet. Allein, allein. Lisa kommt spät. Und du Galka, warum schreibst Du mir nicht, warum? Ich höre nichts von Dir. Es ist nicht gut. Ich umarme Dich mit meiner Seele. Dein A. Jawlensky“[78]

1934, schon siebzigjährig, begann Jawlensky mit der Arbeit an seiner letzten großen Serie, den MEDITATIONEN (Seiten 129, 133, 134). In seinen Lebenserinnerungen heißt es: „Da ich durch meine Steifheit in den Ellenbogen und Händen sehr behindert wurde, mußte ich mir eine neue Technik suchen. Meine letzte Periode meiner Arbeiten hat ganz kleine Formate, aber die Bilder sind noch tiefer und geistiger nur mit der Farbe gesprochen. Da ich gefühlt habe, daß ich in Zukunft infolge meiner Krankheit nicht mehr werde arbeiten können, arbeitete ich wie ein Besessener diese meine kleinen ‚Meditationen'. Und jetzt lasse ich diese kleinen, aber für mich bedeutenden Werke für die Zukunft den Menschen, die Kunst lieben. Als ich etwas Erleichterung in meinen Händen fühlte, malte ich gleich grössere Bilder, nur Stilleben, meistens Blumen. Sie sind sehr schön in den Farben und haben großen Erfolg bei den Menschen."[79]

Die Meditationen sind die Krönung des Gesamtwerks Alexej von Jawlenskys. Das menschliche Gesicht, an dem der Künstler bis zuletzt festhielt, erhält hier eine sehr besondere Darstellung. Es erreicht seinen äußersten Abstraktionsgrad. Jede MEDITATION ist zugleich Gesicht und Kreuz. Diese horizontale und vertikale Bildstruktur verweist ihrerseits auf das orthodoxe Kreuz und so verspürt man bei diesen kleinen Werken eine Nähe zu Ikonen. Die Spiritualität der MEDITATIONEN Jawlenskys überträgt sich bei intensiver Anschauung auch auf den Betrachter, das Andächtigsein selbst wird hier als Botschaft erfahren.

Um diese Werke trotz fortgeschrittener Krankheit zu schaffen, ließ Jawlensky sich die leinenstrukturierten Malpapiere, sechs oder acht Blätter, auf einen festen Untergrund fixieren, und bemalte sie in Folge. Er war gezwungen, sich den Pinsel an die steifen Hände binden zu lassen – ein anderes Arbeiten war nicht mehr möglich. Um so erstaunlicher ist es, daß in den letzten drei Schaffensjahren Jawlensky neben einer Vielzahl von BLUMENSTILLEBEN über 1600 MEDITATIONEN vollenden konnte. Diese Serie ist in der Geschichte der Kunst des 20. Jahrhunderts wahrlich ohne Beispiel.

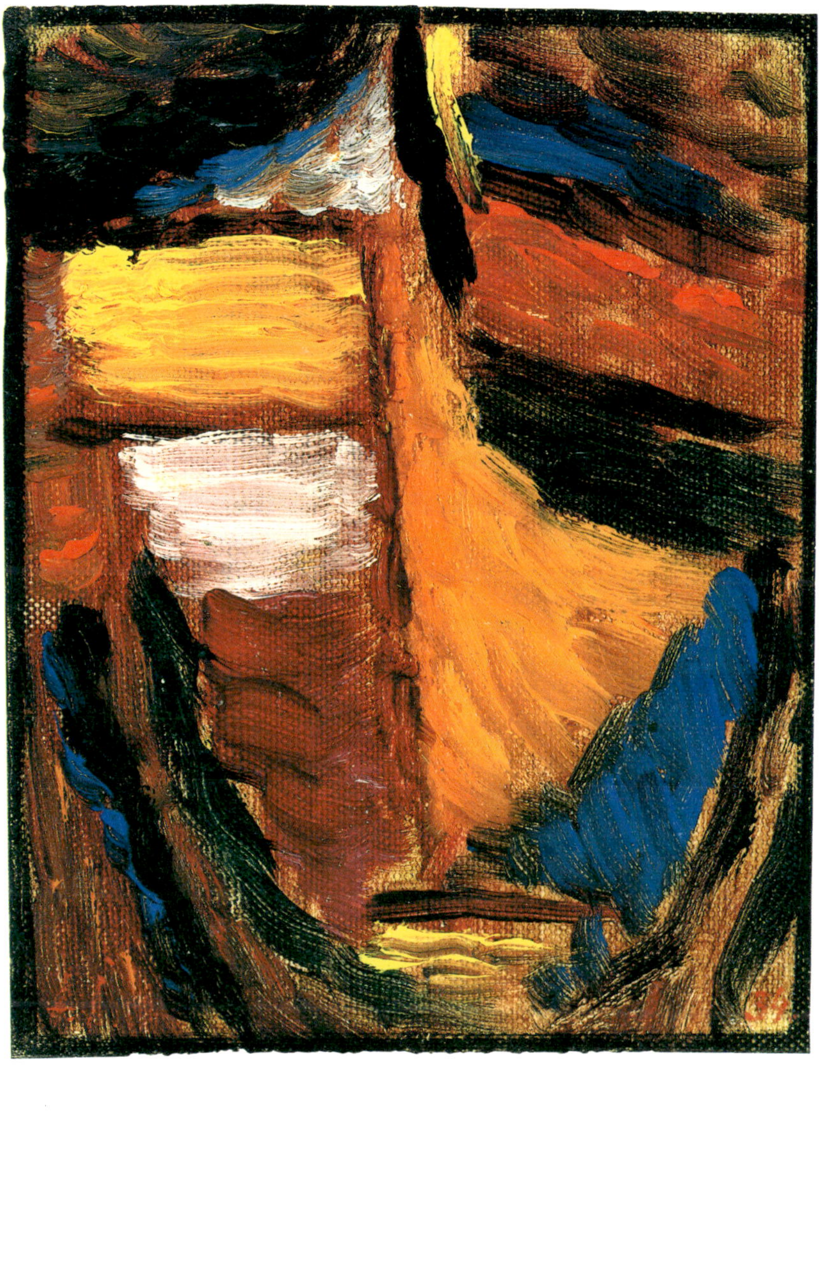

Meditation: Erinnerung an meine kranken Hände 1934

In den Jahren des NS-Regimes wurde auch die Malerei Jawlenskys als ‚entartet' abgestempelt. 1933 erhielt der nahezu siebzigjährige Künstler Ausstellungsverbot. Auch der Erhalt der deutschen Staatsbürgerschaft ein Jahr später verbesserte seine Lage nicht. 1937 wurde die berühmt-berüchtigte Beschlagnahmeaktion durchgeführt und 65 Werke Jawlenskys aus deutschen Museen entfernt. Nach heutiger Erkenntnis waren dies: 23 Gemälde, zwei Handzeichnungen, ein Aquarell, elf Druckgraphiken sowie 28 Lithographie-Mappen mit je sechs Blättern aus der Edition des Nassauischen Kunstvereins. In der mit nationalsozialistischem Pathos eröffneten Femeausstellung „Entartete Kunst" 1937 in München wurden neben Graphiken Jawlenskys auch zwei Gemälde gezeigt: DIE SIZILIANERIN MIT GRÜNEM SCHAL aus der Kunsthalle Mannheim und KIND MIT GRÜNER HALSKETTE des Schlesischen Museums der bildenden Künste in Breslau.[80]

Diese Ausstellung besuchte Jawlensky – bereits im Rollstuhl sitzend – mit dem Freund Adolf Erbslöh, Helene und Lisa Kümmel. Er war erschüttert ob des grenzenlosen Hasses der NS-Schergen. Die nationalsozialistische Kulturpolitik machte radikal Schluß mit allem, was vordem gewürdigt und gefeiert wurde. Dieses Jahr 1937 bedeutete für Jawlensky das Ende der Kunst – in doppeltem Sinn: Die körperliche Lähmung war weit vorangeschritten, so daß schon nach kurzer Zeit das Malen endgültig aufgeben werden mußte.

Seine Werke waren einer großen Öffentlichkeit nicht mehr zugänglich. Diejenigen, die die Möglichkeit allerdings hatten, aktuelle Werke von ihm zu sehen, so die MEDITATIONEN, verstanden sie nicht. Es kam nicht nur einmal vor, daß eine den Mitgliedern des Freundeskreises angebotene Mappe mit den Meditationen wieder zurückging.

Kurz vor Jawlenskys Tod besuchte der mit ihm befreundete Bildhauer Philipp Harth den Künstler und schilderte in bewegenden Worten dieses letzte Zusammentreffen:

„Um ihn vor seinem Tode noch einmal zu sehen, besuchte ich ihn in Wiesbaden. Bevor ich in sein Zimmer ging, schilderte seine Frau Helene seinen Zustand und bat mich, ihn durch lange Unterhaltungen nicht anzustrengen, denn er leide dauernd unter schweren Schmerzen.

Zum Empfang hatte Jawlensky vor seinem Bett einen runden Tisch festlich decken lassen. Ich kannte kein Zimmer, das mir in der Einrichtung so lieb war, wie das von Jawlensky. Außer ein paar schönen alten Möbeln befanden sich darin einige Gebrauchsgegenstände, die er selbst entworfen und in lichten Farben angestrichen hatte. An der weiß getünchten Wand hingen in besonderer Anordnung kleine Bilder von Klee, Kandinsky, Nolde, seinen früheren Freunden, und Arbeiten von ihm selbst. Nachdem wir gemeinsam unser Wiedersehn gefeiert hatten, ließen uns die Frauen allein. Bis abends 10 Uhr blieb ich mit ihm zusammen; machte ich den Versuch, mich zu verabschieden, so flehte er: ‚Bleiben Sie, bleiben Sie.' Wir sprachen viele Stunden lang über Kunstwerke, die wir zusammen erlebt hatten. Zwischendurch mußte ich ein Bild zur Betrachtung aufschlagen. Bei der Betrachtung ging Jawlensky nur vom Kunstwerk aus, von aller theoretischen Einseitigkeit war er frei. Mit bewundernder Anerkennung sprach er von Künstlern, deren Werke er schätzte. Zwischendurch veranlaßte er mich, den Klingelknopf zu ziehen, und Frau Helene mußte aufs neue Wein und Essen bringen. Alles im Übermaß, so war er als Gastgeber.

In meiner Erinnerung sehe ich ihn vor mir, wie er körperlich hilflos im Bett lag mit brennenden Augen, erfüllt von dem Reichtum seiner Natur. Jawlensky war in allem Russe. Bei ihm war das Russische liebenswert. ‚Nun wird unsere Reise nach Rußland nie mehr stattfinden', sagte er mit feuchten Augen. Oft schilderte er mir früher, wie es sein werde, wenn er mich nach Rußland nehme, um mir die Schönheiten Rußlands zu zeigen, die Einsamkeit und Weite der Steppe. Ich mußte ihn dann von meiner Heimat, dem Rheingau, erzählen. Uns beschäftigte immer wieder die Landschaft des Rheins von Mainz bis Bingen, wenn das Land in leichtem Nebel gehüllt war, im Vordergrund die hohen Bäume, dahinter der breite Strom, die zarte Farbigkeit der Baumblüte und im weiten Rund die leicht beschwingten Rebenhügel. Übereinstimmend war uns diese Landschaft das Gefilde der Seligen. ‚Dafür haben Sie mich sehend gemacht, alles ist am Rhein ganz anders, aber so schön wie in Rußland.‘ In einigen seiner abstrakten Bilder hat er diese rheinische, zarte, heitere Farbigkeit geschildert. Dies war typisch für Jawlensky, er blieb er ganz selbst, erkannte aber andere Ausgeprägtheit an.

Sein Erleben und seine Empfindungen setzte er unmittelbar in die Farbigkeit seiner Bilder um. In den letzten Jahren legte er die Abstraktion eines menschlichen Angesichts zu Grunde, ich glaube, er tat dies unbewußt. War es weiblich, so charakterisierte er dies durch Andeutung. Jawlensky stand immer im Minnedienst, wie ein Troubadour schilderte er in berückenden Farben seine Liebesempfindungen, seine Huldigungen an Aphrodite. Litt er unter der Sehnsucht nach Rußland, so entstandenen Bilder mit stark dramatischer Farbigkeit. Seine letzten Bilder waren in der Farbe von erschütternder Tragik.“[81]

Alexej von Jawlensky starb am 15. März 1941 im Alter von 77 Jahren. Die Trauerrede hielt sein langjähriger Freund Adolf Erbslöh. Das Grab des Künstlers ist in Wiesbaden auf dem Friedhof der russisch-orthodoxen Gemeinde. Helene von Jawlensky starb 1965 in Locarno. Andreas Jawlensky wurde 1984 ebenfalls in Locarno beigesetzt.

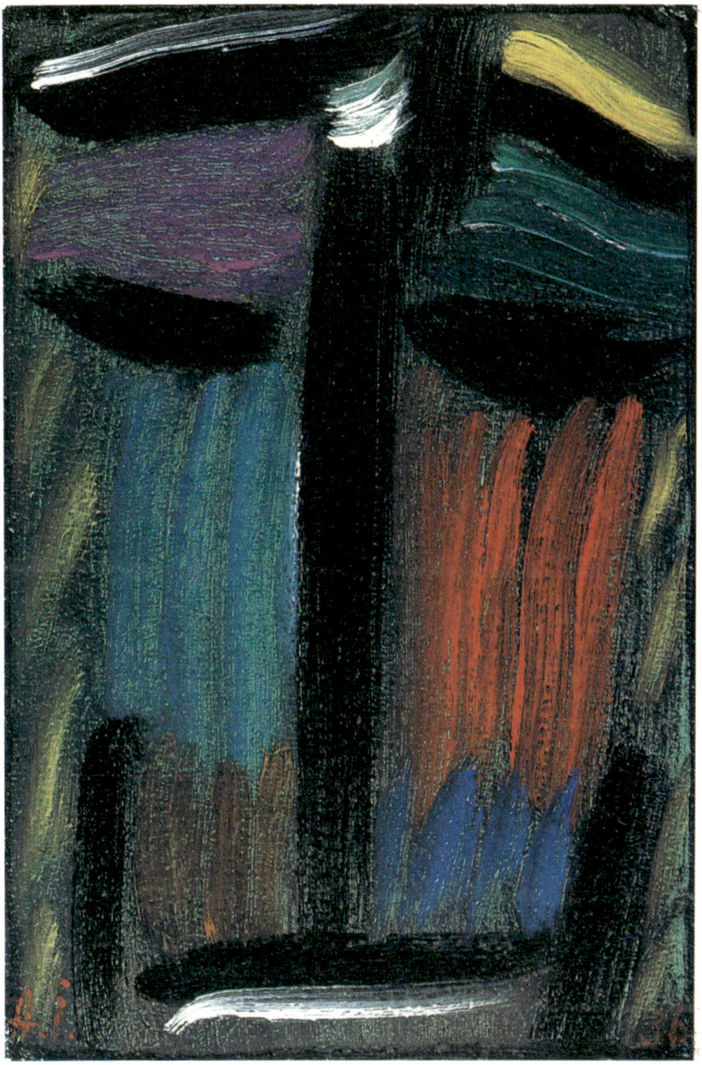

Meditation 1936

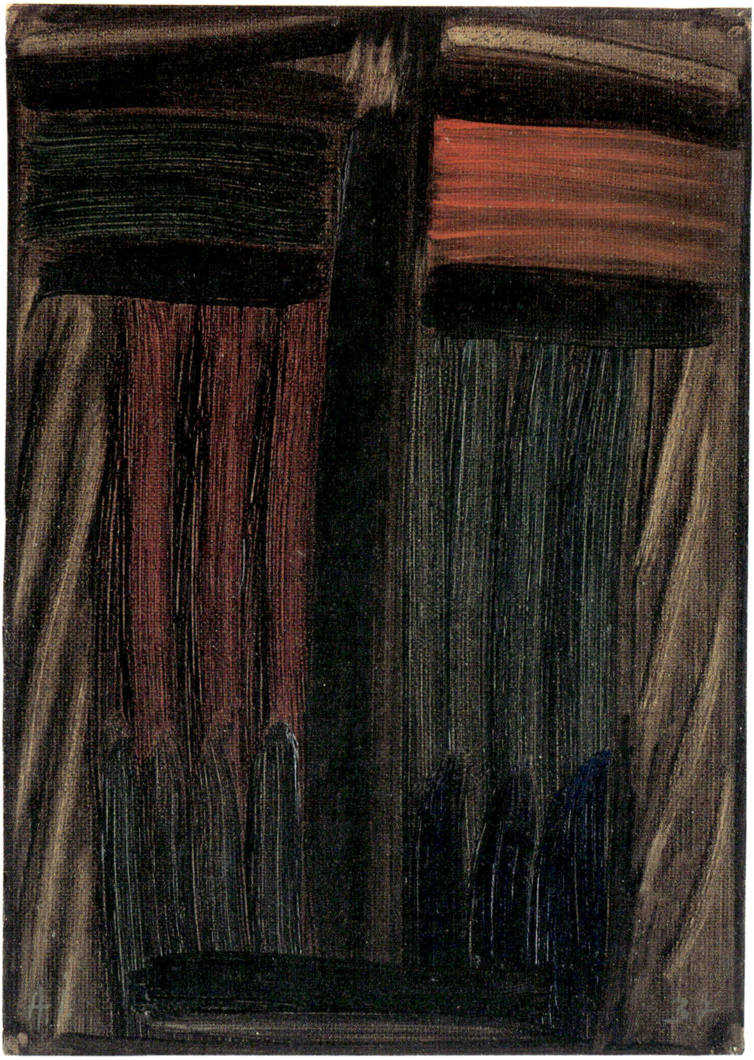

Große Meditation 1937

1864	Geburt
1880	Erste Begegnung mit moderner Kunst
1884	Leutnant der Infanterie
1889–1896	Studium an der Kunstakademie in St. Petersburg (mit Unterbrechungen)
1896	Entlassung aus der Armee. Übersiedlung nach München. Studium bei Anton Ažbe.
1902	Geburt des Sohnes Andreas
1905	Trifft Henri Matisse in Paris
1908	Erster Murnau-Aufenthalt
1909	Gründung der Neuen Künstlervereinigung München
1914	Zwangsemigration in die Schweiz. Wohnung in St. Prex
1916	Lernt Emmy Scheyer kennen
1918–1921	Aufenthalt in Ascona
1921	Rückkehr nach Deutschland
1922	Heiratet Helene Nesnakomoff, die Mutter seines Sohnes
1924	Gründung der Gruppe Die Blaue Vier
1929	Erste Lähmungserscheinungen (Arthritis deformans)
1933	Ausstellungsverbot
1937	Diktiert seine Lebenserinnerungen. Sieht die Ausstellung Entartete Kunst in München
1938	Vollständige Lähmung des Körpers. Aufgabe der Malerei
1941	Stirbt in Wiesbaden

1 Aus den Mitteilungen des Barmer Kunstvereins, verfaßt von Richart Reiche. U. a. veröffentlicht in der Barmer Zeitung vom 9. 9. 1911. **2** Hellmuth Mielke, in: Barmer Zeitung vom 9. 9. 1911. Auch das folgende Zitat im Text findet sich hier. **3** Richart Reiche, in: Feuer, Jahrgang 3, Heft 1, Weimar, Oktober 1921. Auch die nächsten Zitate im Text finden sich hier. **4** Paul Klee: Schriften, Rezensionen und Aufsätze, hrsg. von Christian Geelhaar, Köln, 1976, S. 131. **5** Aus den Lebenserinnerungen Alexej von Jawlenskys, erstmals veröffentlicht, in: Clemens Weiler, Alexej Jawlensky. Köpfe, Gesichte, Meditationen, Hanau 1970, S. 95-120. Wiederabdruck in: Ausstellungskatalog Alexej von Jawlensky. Reisen – Freunde – Wandlungen, hrsg. von Tayfun Belgin, Heidelberg 1998, S. 104-119. Der Großteil der biographischen Angaben in den ersten Kapiteln dieser Biographie beziehen sich auf die Lebenserinnerungen. Ebenfalls wurden bisher nicht zugängliche Dokumente, die sich heute im Alexej von Jawlensky-Archiv in Locarno befinden, hinzugezogen. Eine weitere Quelle war die neuere Biographie im I. Band des von Maria Jawlensky, Lucia Pieroni-Jawlensky und Angelica Jawlensky-Bianconi herausgegebenen Catalogue Raisonné der Ölgemälde, London 1991. **6** Alle in den Kapiteln ‚Eine russische Kindheit' und ‚Offizier und Maler' ohne Anmerkungsziffer vorkommenden Zitate beziehen sich auf die Lebenserinnerungen, in Weiler 1970, S. 97-106. **7** In: Konrad Federer. Marianne von Werefkin. Zeugnis und Bild, Zürich, 1975, S. 8. **8** Marianne Werefkin: Briefe an einen Unbekannten 1901-1905, hrsg. von Clemens Weiler, Köln 1960, S. 34. **9** Alle Zitate der Werefkin in Weiler 1960, S. 8. **10** Historisches Archiv der Zentralen Obersten Militärbehörde der U. d. S. S. R. Grundbestand Nr. 400. Liste 17. Angelegenheit Nr. 9577. Die deutsche Übersetzung befindet sich im Alexej von Jawlensky-Archiv in Locarno. **11** Zitiert nach: Katarina Ambrozić. Die Ažbe-Schule 1891-1905, in: Katarina Ambrozić, Wege zur Moderne und die Ažbe-Schule in München, mit Beiträgen von Sigrid Wichmann und Anika Cevc, Museum Wiesbaden 1988, S. 89f. **12** Ambrozić, S. 45. Textbeitrag: Der Künstler Anton Ažbe (1862-1905) **13** Ambrozić, S. 93. Textbeitrag: Die Ažbe-Schule 1891-1905. **14** Armin Zweite: Jawlensky in München, in: Ausstellungskatalog Alexej Jawlensky. 1864-1941, hrsg. von Armin Zweite. München, 1983, S. 47. **15** Werefkin, Briefe ... September 1905. Hier zitiert nach Clemens Weiler: Alexej Jawlensky, Köln 1959, S. 49f. **16** Dieses Schreiben an Dimitrij Kardovsky befindet sich im Brief-Archiv des Staatlichen Russischen Museums in St. Petersburg. Fond Nr. 106, S. 26-35. Eine deutsche Übersetzung befindet sich im Alexej von Jawlensky-Archiv in Locarno. **17** Ebenda. Fond Nr. 16, S. 9-14. **18** Zitiert nach Werner Haftmann: Malerei im 20. Jahrhundert, München 1959. Hier zitiert nach 6. Auflage, 1979, S. 86. **19** Zitiert nach Werner Hofmann: Grundlagen der modernen Kunst, Stuttgart 1978, S. 259. **20** Lebenserinnerungen, S. 109. **21** Donald E. Gordon. Modern Art Exhibitions 1900-1916. Selected Catalogue Documentation, München 1974

(Materialien zur Kunst des 19. Jahrhunderts, (Bd. 14/II), S. 137. **22** Zitiert nach: Richard Buckle, Diaghilev, Herford 1984, S. 92. **23** Ebenda, S. 93. **24** Igor Grabar: Ma vie, Moskau-Leningrad 1937, S. 122. Hier zitiert nach Jelena Hahl-Koch: Der frühe Jawlensky, in: Ausstellungskatalog Alexej Jawlensky. 1864-1937, hrsg. von Armin Zweite, München 1983, S. 43. **25** Siehe Hermann Meyer, Rilkes Cézanne Erlebnis, in: Jahrbuch für Ästhetik und allgemeine Kunstwissenschaft II, 1954, S. 81. **26** Willibrord Verkade: Die Unruhe zu Gott. Erinnerungen eines Malermönchs, Freiburg i. Br. 1933, S. 60. Das folgende Zitat ist auf den Seiten 63-64. **27** Willibrord Verkade: Der Antrieb ins Vollkommene. Erinnerungen eines Malermönchs, Freiburg i. Br. 1931, S. 170. **28** Walter Feilchenfeldt: Vincent van Gogh & Paul Cassirer, Berlin. The Reception of Van Gogh in Germany from 1901 to 1914. Cahier Vincent 2, Rijksmuseum Vincent van Gogh, Amsterdam 1988, S. 67f. **29** In: Johannes Eichner. Kandinsky und Gabriele Münter. Von Ursprüngen moderner Kunst. München 1957, S. 89. **30** Alexej von Jawlensky-Archiv, Locarno. Zitiert bei Jelena Hahl-Koch, Der frühe Jawlensky, in: Alexej Jawlensky 1864-1941, hrsg. von Armin Zweite, München 1983, S. 43. **31** Valentine Marcadé: Le renouveau de l'art pictural russe 1863-1914. Lausanne 1971, S. 135f. **32** Gustav Pauli: Erinnerungen aus sieben Jahrhunderten, Tübingen 1936, S. 264f. In einem Punkt irrt Pauli: Nicht die linke, sondern die rechte Hand Werefkins war verkrüppelt. **33** Elisabeth Erdmann-Macke: Erinnerungen an August Macke. Stuttgart 1962 S. 190. **34** Reprint des Katalogs der NKVM, in: Der Blaue Reiter im Lenbachhaus München. Katalog der Sammlung in der Städtischen Galerie, bearb. von Rosel Gollek. München 1974, S. 262. **35** Gollek, S. 265 **36** Der Blaue Reiter. Dokumente einer geistigen Bewegung, hrsg. von Andreas Hüneke. Leipzig 1971 (3. Auflage), S. 19f. **37** Gollek, S. 266 **38** Zitiert nach Hüneke, S. 29f. **39** Klaus Lankheit: Franz Marc Schriften, Köln 1978, S. 126f. **40** August Macke-Franz Marc, Briefwechsel, hrsg. von Wolfgang Macke, Köln 1964, S. 65. **41** Marc-Macke, S. 83ff. **42** Der Blaue Reiter, hrsg. von Klaus Lankheit. Dokumentarische Neuausgabe, München Zürich, 1994 (9. Auflage), S. 30. **43** Otto Fischer: Das neue Bild. Veröffentlichung der Neuen Künstlervereinigung München, München 1912, S. 10. Weitere Zitate auf den Seiten 11 und 15. **44** Hüneke , S. 70. **45** Ulrike Becks-Malorny: Der Kunstverein in Barmen 1866-1946. Bürgerliches Mäzenatentum zwischen Kaiserreich und Nationalsozialismus, Wuppertal 1992, S. 54. **46** Lebenserinnerungen, S. 112. **47** Wassily Kandinsky/Franz Marc, Briefwechsel, hrsg. , eingeleitet und kommentiert von Klaus Lankheit. München 1983, S. 128. **48** Lebenserinnerungen, S. 115. **49** Internationale Kunstausstellung des Sonderbundes Wetsdeutscher Kunstfreunde und Künstler zu Cöln 1912. Hier zitiert nach der Faksimile-Ausgabe, Köln 1981, S. 3. Die Angaben über die Künstler und die Werke sind hieraus entnommen.
50 Lebenserinnerungen, S. 115. **51** Lebenserinnerungen, S. 115f. **52** Leben-

serinnerungen, S. 116. **53** Lebenserinnerungen, S. 116. **54** Lebenserinnerungen, S. 119. **55** Lebenserinnerungen, S. 118. **56** Undatierter Brief von 1920. Hier zitiert nach Angelica Jawlensky: „Ich habe meine Kunst in Ihre Hände gelegt“: Emmy Scheyer und Alexej von Jawlensky – eine Freundschaft, in: Ausstellungskatalog Die Blaue Vier. Feininger, Jawlensky, Kandinsky, Klee in der Neuen Welt, Köln 1997, hrsg. von Vivian Endicott Barnett/Josef Helfenstein, S. 63f. **57** Hans Arp, Unsern täglichen Traum... Erinnerungen, Dichtungen und Betrachtungen aus den Jahren 1914–1954, Zürich 1955, S. 59. **58** Brief an Pater Willibrord Verkade. Wiesbaden, den 12. Juni 1938, in Weiler 1970 (Anm. 5), S. 125. **59** Lebenserinnerungen, S. 119. **60** Fischer, S. 16. **61** Clemens Weiler: Alexej Jawlensky, Köln 1959, S. 106. **62** Weiler 1959, S. 106. **63** Hans Richter, DADA-Kunst und Antikunst, Köln 1964, S. 46f. **64** Angelica Jawlensky (Anm. 56), S. 67. **65** Angelica Jawlensky, S. 69 (Abb. 9) **66** Neue Badische Landeszeitung, Mannheim vom Okt.–Nov. 1921. **67** Arbeiter Zeitung Essen, vom 25. 2. 1922. **68** Brief Jawlenskys an E. Scheyer vom 21. April 1921. Hier zitiert nach Angelica Jawlensky, S. 70. **69** Brief von E. Scheyer an Jawlensky vom 16. Februar 1921. Hier zitiert nach Angelica Jawlensky, S. 70. **70** Undatierter Brief aus 1920. Hier zitiert nach Angelica Jawlensky, S. 68. **71** Brief der Scheyer vom 1. Dezember 1921 an Jawlensky. Hier zitiert nach Angelica Jawlensky, S. 71. **72** Angelica Jawlensky, S. 72. **73** Siehe Textbeitrag von Mario-Andreas von Lüttichau: Alexej von Jawlenskys Werke in privaten und öffentlichen Sammlungen und ihr Schicksal in der NS-Zeit in Deutschland, in: Ausstellungskatalog Alexej von Jawlensky. Reisen – Freunde – Wandlungen, hrsg. von Tayfun Belgin, Heidelberg 1998, S. 87. Weitere Informationen über Sammler bieten die Werkverzeichnisse des Alexej von Jawlensky-Archivs in Locarno. **74** Weiler 1970, S. 116. **75** Weiler, 1970, S. 119. Ein Exemplar des Vertrags befindet sich im Alexej von Locarno-Archiv. **76** Siehe Ausstellungskatalog Schwerpunkte: 30 Neuerwerbungen aus der Sammlung Hanna Bekker vom Rath, Kassel 1988, S. 19. **77** Brief Jawlenskys vom 8. 3. 1932 an E. Scheyer. Veröffentlicht im Ausstellungskatalog: Alexej von Jawlensky. Leidenschaft und Erkenntnis. Gesichte-Köpfe-Meditationen, Bad Vöslau 1997, S. 27f. **78** Brief Jawlenskys an E. Scheyer, Bad Vöslau, S. 28. **79** Lebenserinnerungen, S. 120. **80** Von Lüttichau 1998, S. 76. **81** Aus: Der Bildhauer Philipp Harth, hrsg. von Walter Heist, Mainz 1974, S. 32-34.

Alexej von Jawlensky Lebenserinnerungen, 1937 diktiert an Lisa Kümmel. Erstabdruck in: Clemens Weiler: Alexej Jawlensky – Köpfe, Gesichte, Meditationen, Hanau 1970

Clemens Weiler: Alexej von Jawlensky, Köln 1959

Clemens Weiler: Alexej Jawlensky – Köpfe, Gesichte, Meditationen, Hanau 1970

Jürgen Schultze: Alexej Jawlensky, Köln 1970

Ausstellungskatalog: Alexej Jawlensky 1864–1941 München 1983, hrsg. von Armin Zweite. Mit Beiträgen von Armin Zweite, Jelena Hahl-Koch, Bernd Fäthke, Jürgen Schultze und Katharina Schmidt

Ausstellungskatalog: Alexej von Jawlensky, Locarno/Emden 1989/90, hrsg.von Rudy Chiappini. Mit Beiträgen von Rudy Chiappini, Jelena Hahl-Koch, Angelica Jawlensky, Anne Mochon und Gottlieb Leinz

Andreas Hüneke: Der Blaue Reiter – Dokumente einer geistigen Bewegung, Leipzig 1991

Ausstellungskatalog: Alexej von Jawlensky zum 50. Todestag – Gemälde und graphische Arbeiten Wiesbaden 1991, hrsg. von Volker Rattemeyer. Mit Beiträgen von Kornelia von Berswordt-Wallrabe, Volker Rattemeyer, Shirley Hopps und John Coplans

Maria Jawlensky, Lucia Pieroni-Jawlensky und Angelica Jawlensky: Alexej von Jawlensky – Catalogue Raisonné of the Oil Paintings, Vol. 1 1890 – 1914, London/München/Mailand/New York 1991, Vol. 2 1914 – 1933, 1992, Vol. 3 1933 – 1937, 1993 und Catalogue Raisonné of the Watercolours and Drawings, Vol. 4 1890 – 1938, 1998

Stefan Gronert: Alexej von Jawlensky – Grosse Meditation: Verhaltene Glut, Frankfurt/Leipzig 1997

Ausstellungskatalog: Die Blaue Vier – Feininger, Jawlensly, Kandinsky, Klee in der Neuen Welt Köln 1997, hrsg. von Vivian Endicott Barnett/Josef Helfenstein. Mit Beiträgen von Vivian Endicott Barnett, Christina Houstian, Naomi Sawelson-Gorse, Angelica Jawlensky, Josef Helfenstein, Stefan Frey, Maria Müller, Sara Campbell, Karin Zaugg und Michael Baumgartner

Itzhak Goldberg: Jawlensky ou le visage promis. Paris und Montreal, 1998

Ausstellungskatalog: Alexej von Jawlensky. Reisen – Freunde – Wandlungen Heidelberg 1998, hrsg. von Tayfun Belgin. Mit Beiträgen von Ingrid Bachér, Tayfun Belgin, Andrea Fink, Itzhak Goldberg, Andreas Hüneke, Mario-Andreas von Lüttichau und Armin Zweite

Meditation 1936, Öl auf Malpapier auf Karton, 18,7 x 12,1 cm, Privatsammlung (Frontispiz)
W.W. Mathé bei der Arbeit 1892, Öl auf Leinwand, 25 x 20,8 cm, Staatliches Russisches Museum St. Petersburg (Seite 9)
Helene in spanischem Kostüm, ca. 1901, Öl auf Leinwand, 190,5 x 96,5 cm, Sammlung Frank Brabant, Wiesbaden (Seite 13)
Stilleben en bleu, 1902, Öl auf Leinwand, 43 x 52 cm, Karl-Ernst-Osthaus-Museum, Hagen (Seite 17)
Selbstbildnis mit Zylinder 1904, Öl auf Leinwand, 56,5 x 46,6 cm, Privatsammlung (Seite 21)
Dorf im Sommer – Reichertshausen 1904, Öl auf Leinwand, 27,2 x 43 cm, Privatsammlung (Seite 25)
Füssen ca. 1905, Öl auf Leinwand, 38 x 50 cm, Städtische Galerie im Lenbachhaus, München (Seite 29)
Stilleben mit Kulitsch 1905, Öl auf Karton auf Holz, 76 x 71 cm, Privatsammlung (Seite 33)
Parkweg ca. 1906, Öl auf Karton, 52,5 x 50 m, Privatsammlung (Seite 37)
Wasserburg am Inn 1906, Öl auf Karton, 65 x 53,5 cm, Privatsammlung (Seite 41)
Roter Tisch ca. 1907, Öl auf Karton, 59, 7 x 66 cm, Privatsammlung (Seite 45)
Murnau im Hochsommer 1908, Öl auf Karton auf Holz, 34,8 x 42,9 cm, Privatsammlung (Seite 49)
Stilleben mit Lampe ca. 1908, Öl auf Karton, 55 x 50,5 cm, Privatsammlung (Seite 53)
Mädchen mit Pfingstrosen ca. 1909, Öl auf Karton auf Holz, 101 x 75 cm, Von der Heydt-Museum, Wuppertal (Seite 57)
Bildnis des Tänzers Sacharoff ca. 1909, Öl auf Karton, 69,5 x 66,5 cm, Städtische Galerie im Lenbachhaus, München (Seite 61)
Schokko mit Tellerhut ca. 1910, Öl auf Karton auf Leinwand, 75 x 65 cm, Privatsammlung (Seite 65)
Der Buckel I 1911, Öl auf Karton auf Holz, 53 x 49,5 cm, Privatsammlung (Seite 69)
Violetter Turban 1911, Öl auf Karton, 53,5 x 49,5 cm, Privatsammlung (Seite 73)
Blonde ca. 1911, Öl auf Karton, 53,3 x 49,2 cm, Norton Simon Museum of Art, Pasadena, Kalifornien (Galka Scheyer Collection) (Seite 77)
Einsamkeit 1912, Öl auf Karton, 33,7 x 45,5 cm, Museum am Ostwall Dortmund (Seite 81)

Kreolin 1913, Öl auf Malkarton, 69 x 50 cm, Privatsammlung (Seite 85)
Gelbes Haus – Bordighera ca. 1914, Öl auf Karton, 49,2 x 53,5 cm, Privatsammlung (Seite 89)
Variation: Der Weg, Mutter aller Variationen 1914, Öl auf Malpapier auf Karton, 36,2 x 27,2 Privatsammlung (Seite 93)
Variation: Nebel 1915, Öl auf Malpapier auf Karton auf Holz, 37,7 x 24,4 cm, Privatsammlung (Seite 97)
Variation: Frühling ca. 1921, Öl auf Malpapier auf Karton, 35 x 27 cm, Privatsammlung (Seite 101)
Mystischer Kopf: Galka 1917, Öl auf Karton, 39,3 x 30,5 cm, Norton Simon Museum, Pasadena, Kalifornien (Galka Scheyer Collection) (Seite 105)
Heilandsgesicht: Tod II ca. 1919, Öl auf Malpapier auf Karton, 32,7 x 25,1 cm, Dauerleihgabe im Museum am Ostwall Dortmund (Seite 109)
Abstrakter Kopf: Urform 1918, Öl auf Karton auf Holz, 42,8 x 32,8 cm, Privatsammlung (Seite 113)
Abstrakter Kopf: Erleuchtung II 1919, Öl auf Malpapier auf Karton, 36,9 x 26,7 cm, Privatsammlung (Seite 117)
Abstrakter Kopf: Schwarzes Schauen 1933, Öl auf Malpapier auf Karton auf Holz, 30,8 x 24 cm, Privatsammlung (Seite 121)
Großes Stilleben: Herbststrauß 1937, Öl auf Malpapier auf Karton, 33,8 x 25 cm, Privatsammlung (Seite 125)
Meditation: Erinnnerung an meine kranken Hände 1934, Öl auf Malpapier auf Karton, 20 x 16 cm, Museum Wiesbaden (Seite 129)
Meditation 1936, Öl auf Malpapier auf Karton, 17,9 x 11,7 cm, Privatsammlung (Seite 133)
Große Meditation 1937, Öl auf Malpapier auf Karton, 25,2 x 17,8 cm, Dauerleihgabe im Museum am Ostwall Dortmund (Seite 134)

Ich möchte in allererster Linie dem Alexej von Jawlensky-Archiv in Locarno danken. Maria Jawlensky, Lucia-Pieroni-Jawlensky und Angelica Jawlensky-Bianconi haben mich jederzeit bei meiner Arbeit unterstützt. Wesentliche, bisher noch nicht erschlossene Quellen konnte ich im umfangreichen Locarnoer Archiv einsehen, wofür ich dankbar bin.

Ebenfalls gilt mein Dank den Stadtarchiven in Wuppertal und Mannheim sowie der Stadtbibliothek Essen, deren Mitarbeiter mir bei den Recherchen sehr geholfen haben.

Dr.Evgenia Petrova, wissenschaftliche Leiterin des Russischen Museums in St.Petersburg, half mir bei der Auffindung wichtiger Quellen. Ihr und dem Ausstellungsleiter des Museums, Joseph Kiblitsky, bin ich sehr zu Dank verpflichtet.

Wichtige Anregungen erhielt ich von Dr. Mario-Andreas von Lüttichau, Hartmut Spaeth, Martina Spodeck und meinen Verlegern Günter Braus und Doris Braus. Ihnen allen bin ich sehr dankbar! Ebenso danke ich jenen, hier namentlich nicht genannten, die mich jederzeit in meinem Vorhaben unterstützt haben.

Tayfun Belgin

Umschlag

Heilandsgesicht: Das Lächeln ca. 1921, Öl auf Malpapier auf Karton, 35,5 x 27,2 cm, Privatsammlung

Fotonachweis

Alexej von Jawlensky-Archiv, Locarno
Fotoarchiv Museum am Ostwall Dortmund

Umschau Braus Verlag, Heidelberg
Oktober 1998

Gestaltung: Kai Reschke
Druck: DruckhausDarmstadt
Buchbinder: Fikentscher Darmstadt

ISBN: 3-8295-7001-5